Petra Doleschalek
Make-up selbst gemacht

Petra Doleschalek

Make-up selbst gemacht

Rezepte und Beauty-Tipps für die natürliche Schönheit

ANACONDA

Die Deutsche Nationalbibliothek verzeichnet diese Publikation
in der Deutschen Nationalbibliografie; detaillierte bibliografische
Daten sind im Internet unter http://dnb.d-nb.de abrufbar.

Umschlaggestaltung: Druckfrei. Dagmar Herrmann, Köln
Satz und Layout: Druckfrei. Dagmar Herrmann, Köln
Printed in Czech Republic 2009
ISBN 978-3-86647-317-1
www.anacondaverlag.de
info@anaconda-verlag.de

Inhalt

Vorwort

Liebe Leserin, lieber Leser!

Sie wollen eine ganz bestimmte Farbe für Ihr Make-up? Es fehlt Ihnen das richtige Blau zum neuen Kostüm? Sie möchten einen Lippenstift der gut deckt und genau zu dem Farbton des roten Pullovers passt? Gerade ist »pflaumenlila« in Mode und das steht Ihnen so gar nicht – was tun?

Füllen Sie Ihr Schminktäschchen mit Ihren eigenen Produkten! Machen Sie einen Lippenstift, einen Lidschatten, die Wimperntusche oder einen Kajalstift selbst!

Es ist aufregend, sich unter all den Farbtönen den passenden auszusuchen oder selbst zu mischen. Schon mit wenigen Grundfarben können Sie sich jeden Farbwunsch erfüllen – warum nicht mal eine gelbgrüne Wimperntusche kreieren?

Es ist so einfach, macht großen Spaß und Sie haben immer die Farben parat, die zu Ihrem Typ passen, nicht nur die, die gerade »in« sind.

Wir verwenden hier nur Substanzen, die mild, hautfreundlich und ungiftig sind. Zwar sind nicht alle Stoffe natürlicher Herkunft, aber dank der heutigen Verfahren enthalten sie keine schädlichen Nebenwirkungen. Für optisch ansprechende Qualität müssen wir manchmal Kompromisse eingehen!
Ich wünsche Ihnen viel Spaß beim Schwelgen in all den herrlichen Farben.

Ihre Petra Doleschalek

Ausstattung

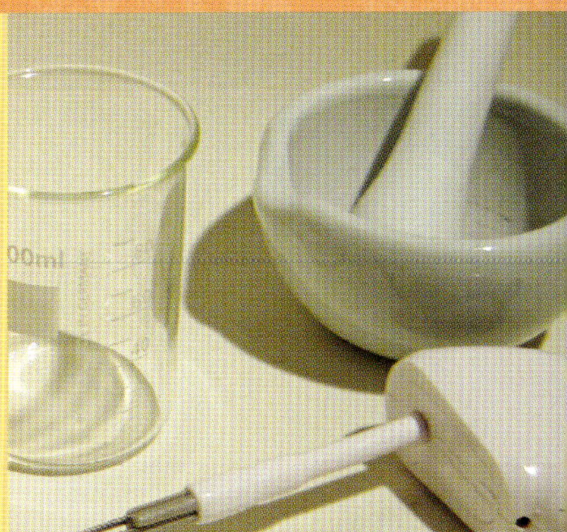

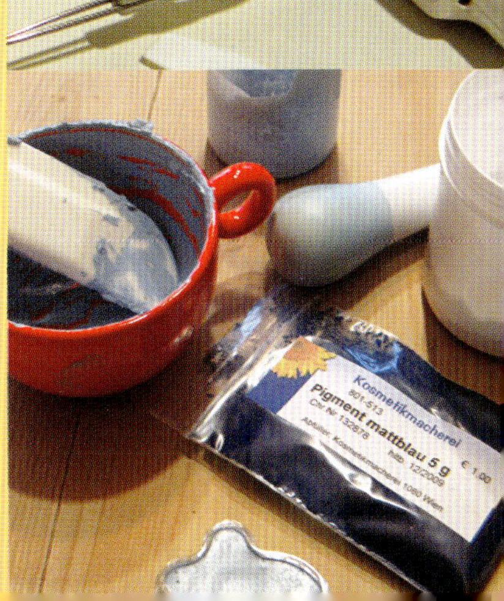

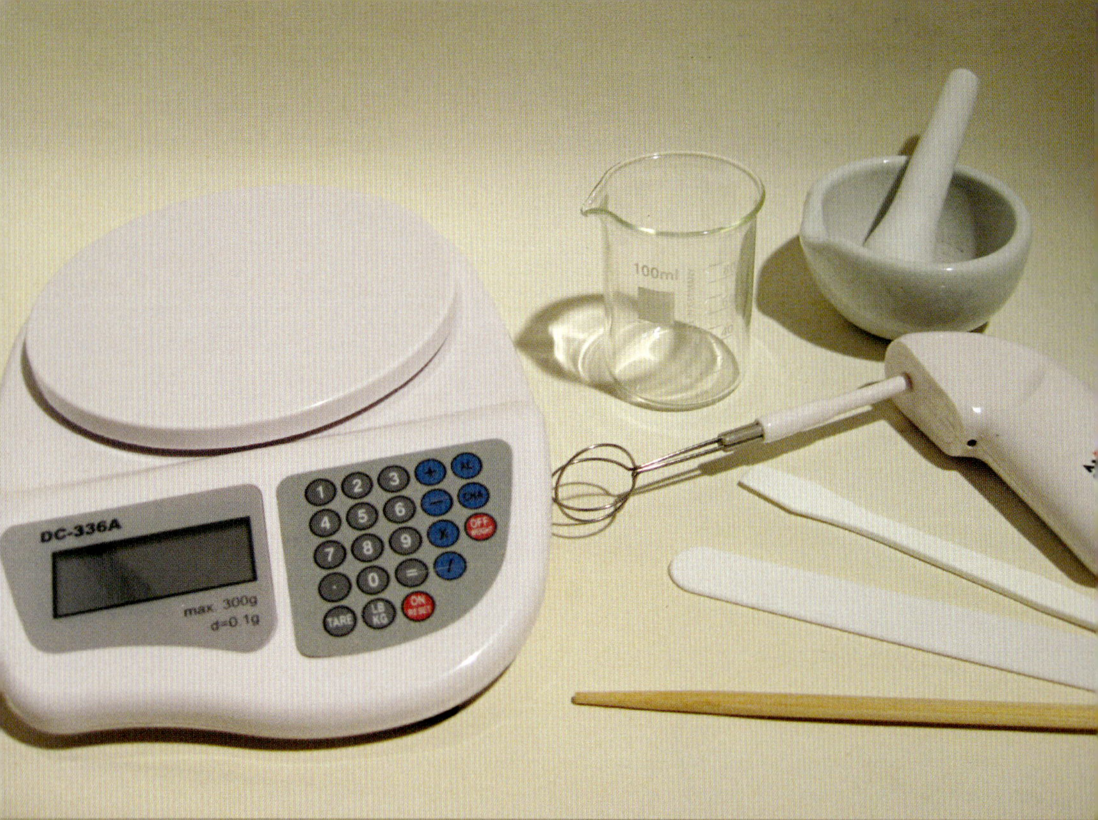
DC-336A
max. 300g
d=0.1g
TARE
100ml

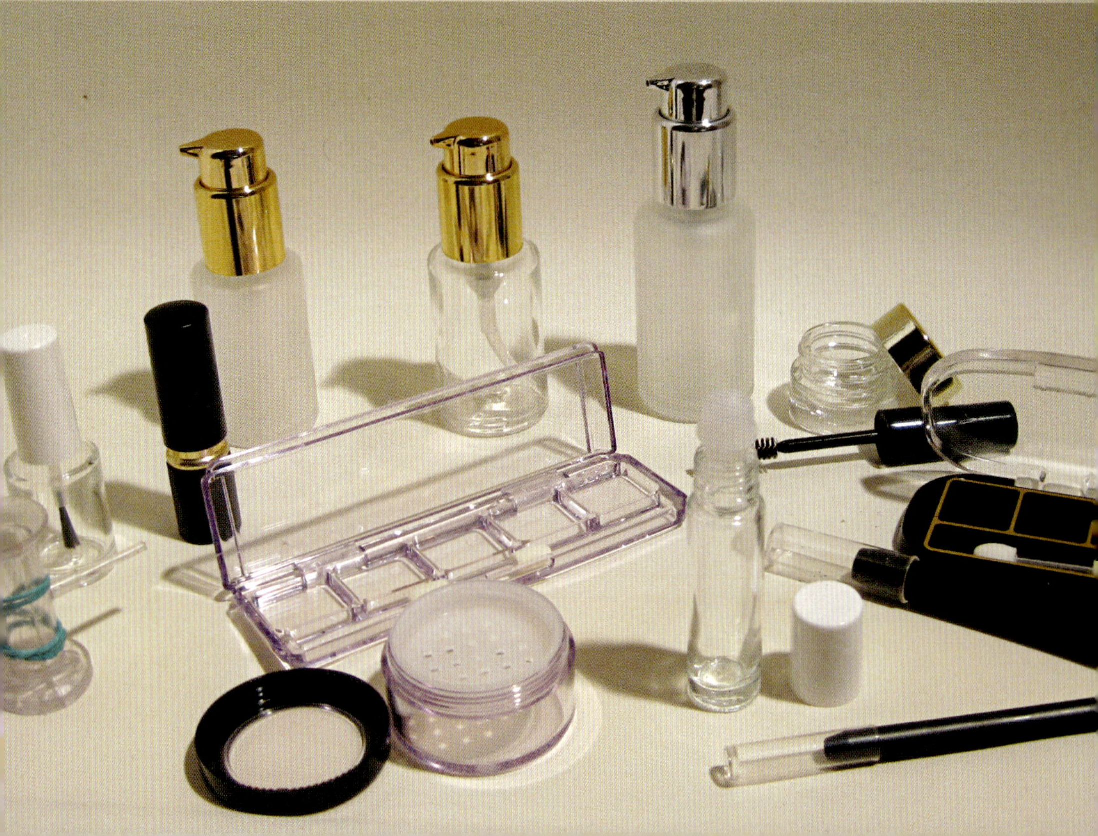

- Feinwaage mit 0,1 g-Schritten
- Multicutter oder eine elektrische Kaffeemühle
- Ein kleiner Mörser
- Druckverschlussbeutel
- 2–3 kleine, feuerfeste Bechergläser 50 und 100 ml
- Spatel
- Schaschlikspießchen aus Holz
- Leere Plastikdöschen für Lidschatten, Lippenfarben, etc.
- Leere Spritzen
- Eine Münze
- Ein Baumwolltuch
- Pipetten
- Trinkhalme
- Lippenstifthülsen
- Lippenstiftgießformen
- Leere Mascarahüllen
- Leere Lipgloss-Garnituren
- Leere Eyeliner-Garnituren
- Leere Puderdosen

Zutaten

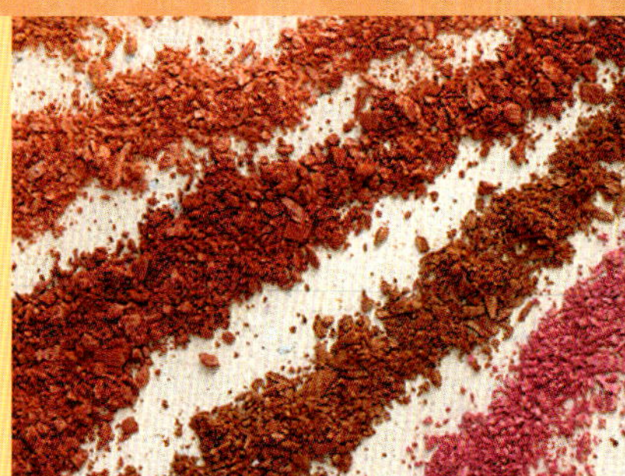

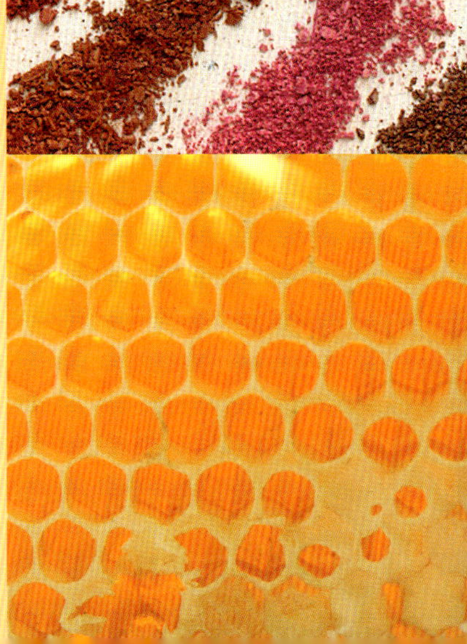

Farben und Pigmente

Den Körper durch Farbbemalung zu verschönern war bereits in der Steinzeit bekannt. Damals verwendete man farbige Mineralien, Pflanzenfarben und tierische Farbstoffe, die wir zwar heute noch kennen, aber kaum mehr in der dekorativen Kosmetik einsetzen. Für uns sind drei Gruppen an Farben, sogenannte »matte Farbpigmente«, »Perlglanzpigmente« und »färbende oder nicht färbende Füllstoffe« interessant.

Matte Farbpigmente (Oxide)

Eisenoxide

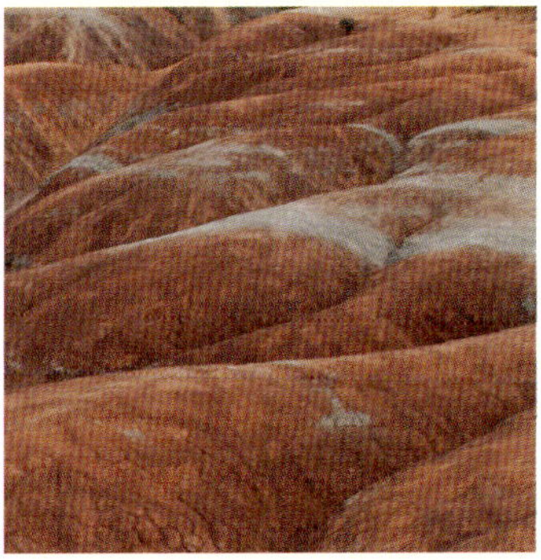

Wurden früher mineralische Erdfarben benutzt, so werden diese heute synthetisch hergestellt, einfach aus dem Grund, dass Erdfarben meist mit Blei, Cadmium, Quecksilber oder anderen schädlichen Nebenstoffen aus der Erde verunreinigt sein könnten. So stellt man sie heute chemisch »naturident« her. Eisenoxidfarben gibt es in Gelb-, Ocker-, Orange-, Rot-, Braun- und Schwarztönen. Man erkennt sie an der stumpfen Farbe, d. h. sie haben keinen Eigenglanz. Sie sind farbstark, deckend, ungiftig und für kosmetische Zwecke vollkommen unbedenklich.

Titandioxid oder Titanoxid

Dieses hochweiße mineralische Pulver ist stark deckend und wird als Basis in vielen dekorativen Formulierungen wie z. B. Mineralfoundations oder auch zur Farbintensivierung von Eisenoxiden verwendet. Es ist extrem fein vermahlen, sodass es in geringen Mengen eingesetzt fast transparent wirkt.

Chromoxid

Das ist unser natürliches Grün, es ist ebenso wie die Eisenoxide ungiftig und für alle Make-up-Produkte verwendbar!

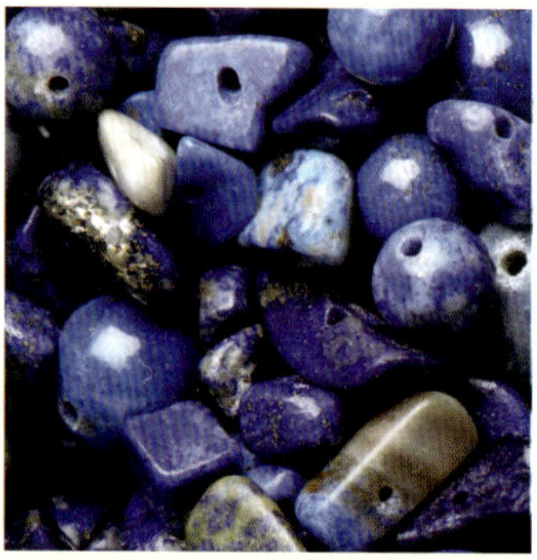

Ultramarine

Ultramarine sind anorganische mineralische Pigmente. Sie kommen in der Natur als »Lapislazuli« vor. Synthetisch hergestellt heißen diese Farbtöne (in Violett und Rotviolett) ebenfalls Ultramarine. Sie sind wie alle anderen Farbpigmente ungiftig.

Zinkoxid

Zinkoxid wird wegen seiner weißen Farbe in Mineralfoundations eingesetzt und hat eine leicht austrocknende Wirkung, was zwar bei fettiger Haut günstig sein kann, in höherer Konzentration für trockene oder normale Haut aber nicht unbedingt geeignet ist.

Der Colour Index

Jede Farbe hat einen eigene Nummer im Colour Index, kurz CI genannt. Damit wir auch alle von der selben Farbe sprechen, hier die von uns verwendeten Farbpigmente mit deren CI-Nummern:

Rot	CI15850
Dunkelgelb	CI77493
Rotbraun	CI77491
Dunkelbraun	(Mischfarbe aus Rotbraun und Schwarz) CI77491/77499
Schwarz	CI77499
Ocker	CI77492
Orange	(Mischfarbe aus Ocker und Rotbraun) CI77492/77491
Grün	CI77288
Titanoxid	CI77891
Mattblau	CI77007
Yellow Sun	CI47005

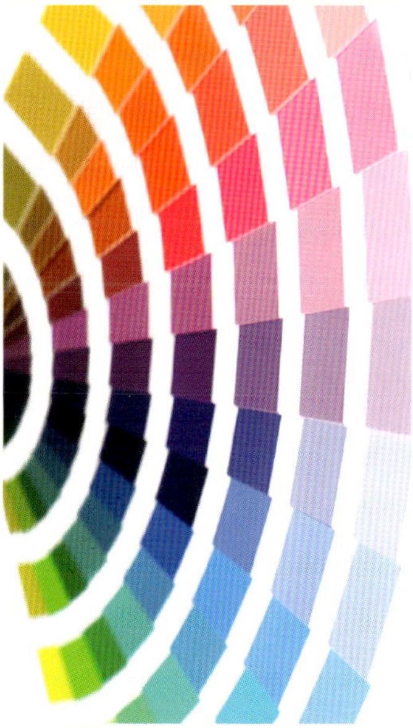

Alle matten Pigmente haben allerdings die etwas schwierige Verarbeitung gemeinsam. Diese Pigmente müssen miteinander gut verrieben werden, sonst »schlieren« die einzelnen Farbkörnchen.

Stellen Sie sich diese Farbkörnchen als mikroskopisch kleine Kügelchen vor, die – um miteinander eine Farbverbindung eingehen zu können – erst einmal »aufplatzen« müssen, um sich mit der ebenfalls »aufgeplatzten« anderen Farbe zu mischen. Das geschieht beim Mörsern oder elektrischen Verreiben in einer Kaffeemühle oder einem Multicutter. Für kleine Mengen eignet sich die »Druckverschlussbeutel-Methode« – das erkläre ich Ihnen später genauer!

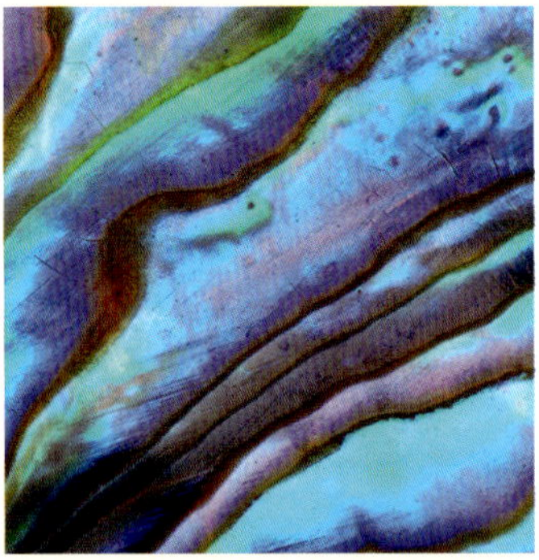

Perlglanzpigmente (Perlmuttschimmer)

Interferenzpigmente

Diese glänzenden, schimmernden Farben werden mithilfe eines technischen Tricks hergestellt. Man nimmt ein Plättchen »Glimmer« (siehe unten), ein Mineralstoff, und überzieht es mit Titanoxid. Trifft nun der Lichtstrahl auf dieses beschichtete Glimmerplättchen, so wird durch die Reflexion eine Farbänderung ähnlich dem Perlmuttglanz erzielt.

Erst durch das Auftragen auf die Haut erkennt man die sanfte Farbe dahinter. Bei den meisten Farbhändlern werden Sie als Seidenweiß, Silberweiß, Perlgold, Perlgrün, Perlrot und Perlblau bezeichnet. Die Interferenzpigmente können auch in Bodylotions verwendet werden, sie geben nur einen leichten Schimmer angedeuteter Farbe ab und bleiben daher nicht an der Kleidung haften.

Perlglanzpigmente

Durch das Auftragen weiterer Schichten Eisenoxide (Sie erinnern sich, das sind unsere matten Farbpigmente in Rot, Braun, Dunkelbraun, Gelb und Blau) ergeben sich dann die anderen Farbtöne, die wiederum mit einer Perlschicht bedeckt werden. So leuchten und schimmern sie dann in Sienna-Rot, Violett, Türkis, Gold etc. Sie lassen sich wie in einem Farbkasten herrlich mischen und Sie erhalten damit alle Farbtöne, die Sie sich wünschen. Und so entstehen diese Farben:

Perlglanzpigmente mit roten Eisenoxiden überzogen ergeben Bronze, Sienna, Kupfer
Perlglanzpigmente mit schwarzem Eisenoxid überzogen ergeben Seidenschwarz, Altsilber, Altgold.
Perlglanzpigmente mit gelbem Eisenoxid überzogen ergeben Feingold, Brillantgold oder Rotgold.
Perlglanzpigmente mit anderen Überzugsfarben ergeben z. B. Himmelblau (mit Preußisch Blau) oder Glanz-Grün (mit Chromoxid).

Für alle, die gerne in den USA einkaufen, ist zu beachten: Die Amerikaner nennen die Perlglanzpigmente meist nur »MICAS«.

Irisierende Pigmente

Irisierende Pigmente schillern je nach Lichteinfall in allen Regenbogenfarben.

Färbende oder nicht färbende Füllstoffe

Diese Füllstoffe benötigen wir, um etwa ein farbloses Basispuder herzustellen, das später mit Farbmischungen vermengt wird, oder um Farben ein wenig zu strecken, damit sie nicht zu intensiv werden. Sie unterstützen Gleitfähigkeit und Haftung des Puders und absorbieren überschüssiges Haut- und Talgfett.

Mica (Glimmer)

Mica ist ein natürliches Kalium-(Magnesium)-Aluminium-Hydrosilicat, also mineralischen Ursprungs und schimmert schwach weiß. In Mineralfoundations wird es aufgrund seiner auflockernden Wirkung im Puder sehr geschätzt.

Seidenweiß

Seidenweiß ist Mica mit Titanoxid überzogen. Es ist matt und fast transparent und gibt Pulver und Puder viel Fülle und Volumen.

Talkum (Specksteinmehl)

Talkum wird hauptsächlich für Puder als Füllstoff verwendet. Es lässt Puder gut auf der Haut gleiten, ist matt und fühlt sich wunderbar weich, eben ein wenig »speckig« an.

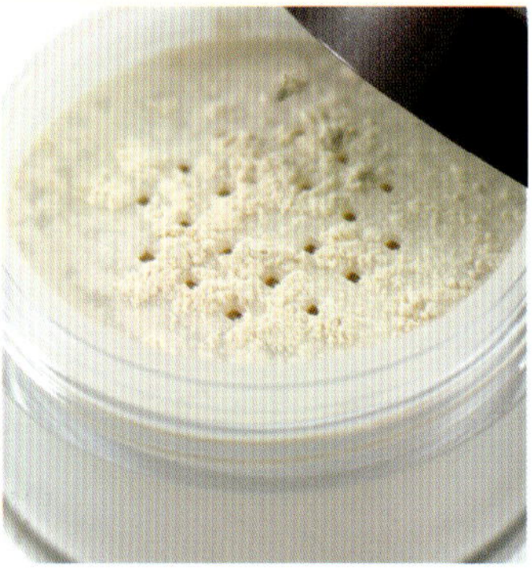

Magnesiumstearat

Magnesiumstearat ist ein fein gemahlenes, ungiftiges Metallsalz. Es hilft die Haftung der Puder auf der Haut zu verbessern, absorbiert Hautfett, haftet jedoch ziemlich »pappig«, d. h. ein Zuviel fühlt sich unangenehm stoppend an. Dieser Effekt wird aber speziell bei Lidschatten oder Rouge sehr geschätzt, da nichts verläuft und verschmiert. Man kennt das auch aus dem Turnsport, dort werden die Handflächen mit Magnesiumstearat eingepudert, damit man nicht von den Turngeräten abrutscht.

Stärke

Ein natürliches Füllmaterial, das ebenfalls ein wenig Hautfett absorbiert. Sie können Reisstärke, Maisstärke oder Kartoffelstärke verwenden.

Tonerden

Wunderbare Füllstoffe sind Tonerden. Es gibt sie in vielen Farben. Wir verwenden in Basispuder hauptsächlich die weiße Tonerde. Sie können aber auch mit den farbigen Tonerden herrliche Hauttöne mixen.

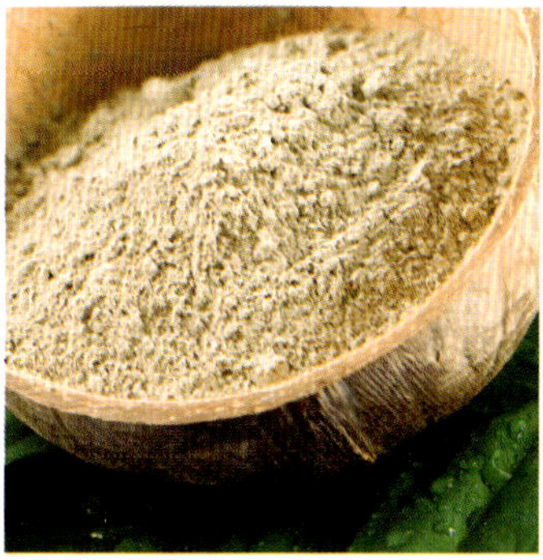

Kieselsäure

Kieselsäure erhöht in Pulvern die Saugfähigkeit und sorgt für ein gutes Streuverhalten des Puders. Also der perfekte Füllstoff bei öliger Haut!

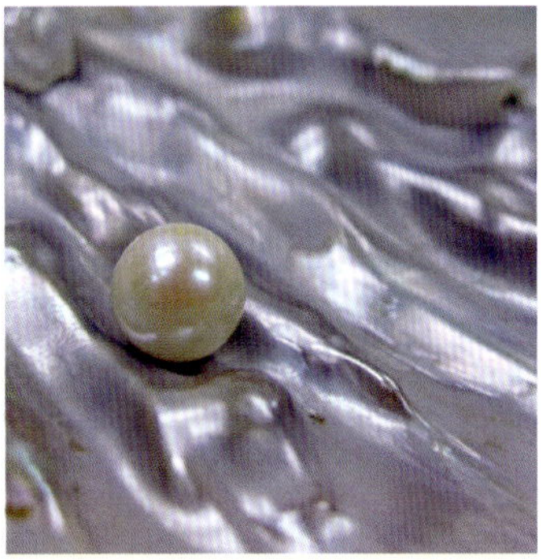

Perlenpulver

Luxus pur! Perlenpulver verfeinert optisch leichte Fältchen und feine Linien. Bei öliger Haut nimmt es den Glanz und setzt stattdessen feinen Schimmer darauf. Perlenpulver wirkt zellregenerierend und hautverjüngend und wird von alters her in der japanischen Kosmetik verwendet.

Titanoxid

Titanoxid ist ein kräftig deckendes, mineralisches Pigment, das abgesehen von seinem hohen UV-Strahlenschutz in der dekorativen Kosmetik vor allem als Zusatz in Lidschatten, Puder, Lippenstiften und für das Mischen von Farben verwendet wird.

Zinkoxid

Zinkoxid ist ein mineralisches, weißes Pulver. Es wirkt entzündungshemmend, schwach austrocknend und wird als Füllstoff in Puder (5–10%) verwendet. Es schützt vor UV-Strahlung und ist Bestandteil des Sonnenschutzpulvers »Sofi-Tix«. Ähnlich dem Titanoxid ist es hochweiß und besitzt eine starke Deckkraft, die man bei der Zusammenstellung von Puder berücksichtigen sollte.

Öle und feste Fette

Rizinusöl

Rizinusöl ist eindeutig das Lieblingsöl der dekorativen Kosmetik. Es erzeugt einen feinen Glanz, hat eine gelartige Konsistenz und ist für Lippenstifte und Glosse unerlässlich! Geschmacks- und geruchsneutral wird es für Lippenstifte, Kajalstifte, Lipliner, Mascara etc. verwendet.

Jojobaöl

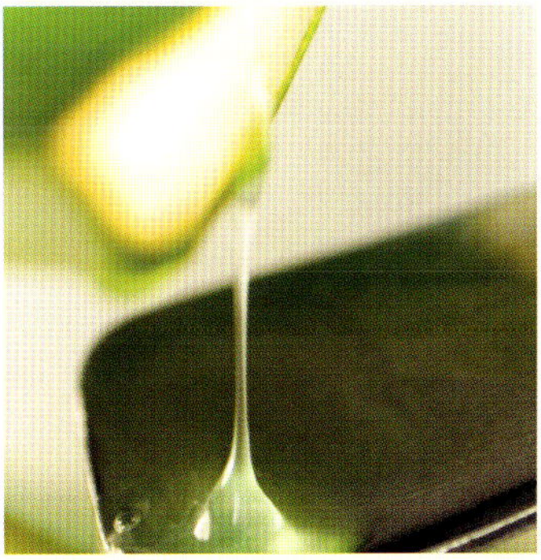

Jojobaöl wird aus den Früchten der Buxus Chinensis gewonnen und gilt eigentlich als flüssiges Wachs, das einerseits sehr feuchtigkeitsspendend, glättend, weich machend und andererseits so beruhigend wirkt, dass es auch in der Babykosmetik oder für Sonnenschutzmittel verwendet wird. Als Wachs »kriecht« es nicht durch die kleinen Mimikfältchen in die Augen, was es zu einem ausgezeichneten Öl für die Augenpflege macht. Sein neutraler Geschmack und seine feine Textur machen es zu einer beliebten Zutat für Lippenstifte, Kajalstifte, Lipliner und auch Make-up.

Brokkolisamenöl

Ein sehr seltenes Öl, das speziell die Fans von Naturkosmetik aufhorchen lässt. Es wird aus dem Samen des Brokkoli gewonnen und riecht leicht saatig mit einem Hauch von Nuss. Dieser leichte, süßliche

Brokkoliduft verfliegt aber rasch, sodass es aufgrund seiner außergewöhnlichen Zusammensetzung an Fettsäuren ein beliebtes, »nicht fettendes« Öl in der Kosmetik ist. Aufgrund seiner leichten Textur wird es vor allem in Haarprodukten, aber auch in Produkten der dekorativen Kosmetik (Make-up) sehr gerne verwendet. Es gilt als leicht, nicht beschwerend, weich machend und ist in der Wirkung Silikon ähnlich.

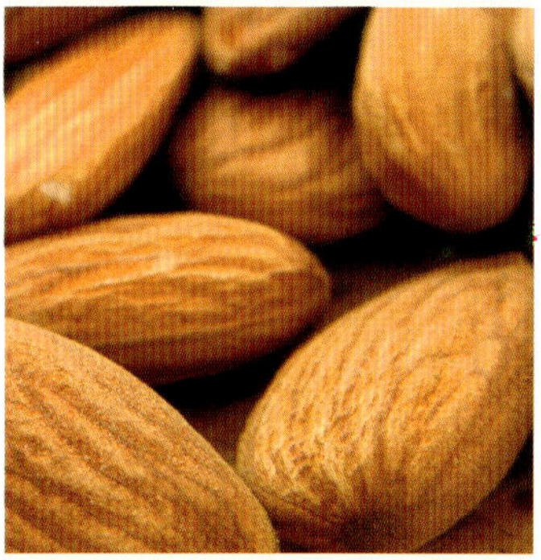

Mandelöl

Mandelöl wird aus den süßen Mandelkernen gepresst. Es ist ein leichtes, mildes Öl für alle Hauttypen. Besonders sanft zur sensiblen, trockenen Haut. Zieht leicht ein und hinterlässt kaum Glanz.

Squalan

Squalan ist eine geruch- und farblose, öllösliche Flüssigkeit und wird aus dem Olivenöl gewonnen. Durch seine weich machende Eigenschaft wird es bevorzugt in der Lippenpflege und in Make-ups eingesetzt. Squalan ist dem menschlichen Hautfett sehr ähnlich und hinterlässt ein leichtes, »nicht fettiges«, kühlendes Gefühl auf der Haut.

Sheabutter

Auch als Karité oder Schibutter bekannt. Wird aus den nussartigen Früchten des Karitébaums gewonnen, ist leicht gelblich bis weiß, wirkt rückfettend, beruhigend und glättend.
Sie bewahrt den Feuchtigkeitshaushalt der Haut, macht sie geschmeidig und sorgt für Elastizität des Gewebes. Ein gehaltvolles Anti-Aging-Fett! Verträgt Hitze nicht gut, daher immer in die Restwärme der Fettphase geben!

Kakaobutter

Herrlich nach Schokolade duftendes Fett der Kakaobohne. Sie ist empfindlich gegen hohe Temperaturen, daher eher in die Restwärme geben. Macht geschmeidige Haut, hinterlässt allerdings einen glänzenden Film auf der Haut.

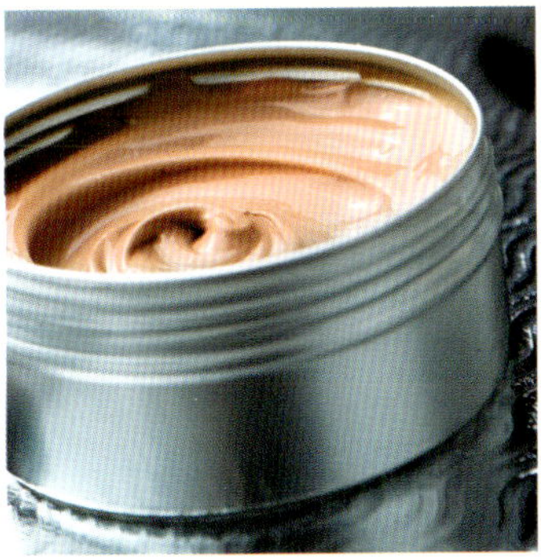

Wachse, Harze und Filmbildner

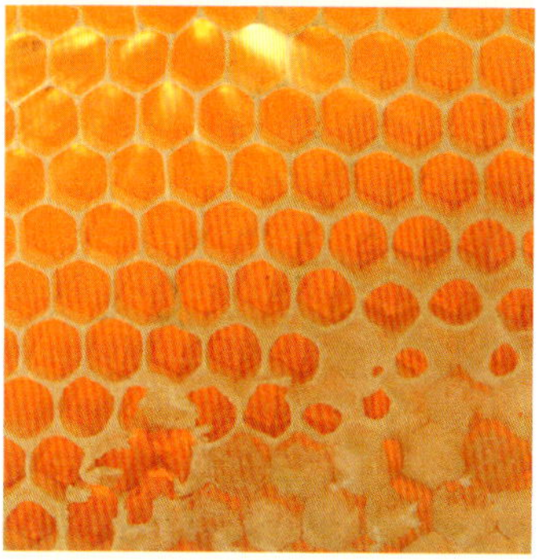

Bienenwachs

Wir benötigen Bienenwachs, um Lippenstiften, Kajalstiften und auch Lipglosses »Körper« zu geben, d.h. die Fettmasse einzudicken. Bienenwachs wird mit Ölen verschmolzen und bildet eine Grundlage für die oben genannten Produkte. Schmelzpunkt ist bei ca. 60° C.

Jojobawachs

Die vegane Alternative zum Bienenwachs. Ein leichtes, geschmeidiges Wachs, das keine hautirritierenden Eigenschaften aufweist.

Carnaubawachs

Pflanzenwachs, das aus den Blättern einer Palme gewonnen wird. Es hat einen sehr hohen Schmelzpunkt von ca. 80–85° C und hilft, Lippenstiften und Kajalstiften Halt und Körper zu geben.

Gummi Arabicum

Gummi Arabicum ist, obwohl der Name Gummi täuscht, eine Art Harz. Es ist der hart gewordene Pflanzensaft einer Akazienart. Es wird als Pulver oder Plättchen angeboten und löst sich in angewärmtem Alkohol. Es sorgt für einen elastischen Film und hält die Farbpasten von Mascara und Eyeliner weich und elastisch.

Emulgatoren

Tegomuls

Tegomuls ist ein Emulgator pflanzlichen Ursprungs, der aus dem Lebensmittelbereich kommt und sich für leichte Emulsionen eignet, die rasch einziehen. Bei Verwendung von z.B. Aloe-vera-Wasser verliert Tegomuls seine Emulgationskraft und Cremes gerinnen. In Mischung mit anderen Emulgatoren verliert sich diese Eigenschaft. Tegomuls schmilzt bei ca. 50° C.

Lamecreme

Lamecreme ist ein pflanzliches Produkt gewonnen aus Palmöl, Palmkernöl, Sonnenblumenöl, Glycerin und Zitronensäure. Bei niedrigem Wassergehalt ergibt Lamecreme eine Wasser-in-Öl- und bei einem Anteil von über 50% Wasser eine Öl-in-Wasser-Creme. Lamecreme macht reichhaltigere Cremes als Tegomuls und ist eher für trockene, reife Haut geeignet. In Mischung mit Tegomuls werden Cremes allerdings wieder leichter. Schmilzt bei ca. 60° C.

Fluidlecithin super

Ein wunderbarer Flüssigemulgator, der auch als »Notfallhilfe« bei sich trennenden Cremes gerne eingesetzt wird. In der dekorativen Kosmetik benötigen wir in fallweise als Stabilisator, und um kleine Mengen Wasser und Öl zu emulgieren.

Lysolecithin

Lysolecithin ist ein modifiziertes, also chemisch leicht verändertes Lecithin und ist ein »Nebenprodukt« der Sojaölgewinnung. Es emulgiert sowohl hohe Wasser- als auch Fettmengen, benötigt aber zusätzlich einen Konsistenzgeber wie z. B. Sheabutter, Cetylalkohol oder Bienenwachs.

Weich machende und feuchtigkeitshaltende Substanzen

Glycerin

Glycerin ist ein zähflüssiger, geruchloser Wirkstoff, der sowohl in der dekorativen Kosmetik als auch bei der Herstellung von Cremes und Lotions gerne zur Befeuchtung bzw. Feuchthaltung der Haut herangezogen wird. Er verträgt Wärme sehr gut und kann in Emulsionen in der Wasserphase erwärmt oder der fertigen Emulsion zugesetzt werden.

Sorbit

Sorbit ist ein Zuckeralkohol und eine Alternative zu dem leicht »klebrigen« Glycerin. Seine feuchtigkeitsbindende Wirkung wird gerne für Lotions, Make-ups etc. genutzt. Sorbit wird in der Wasserphase aufgelöst und miterwärmt.

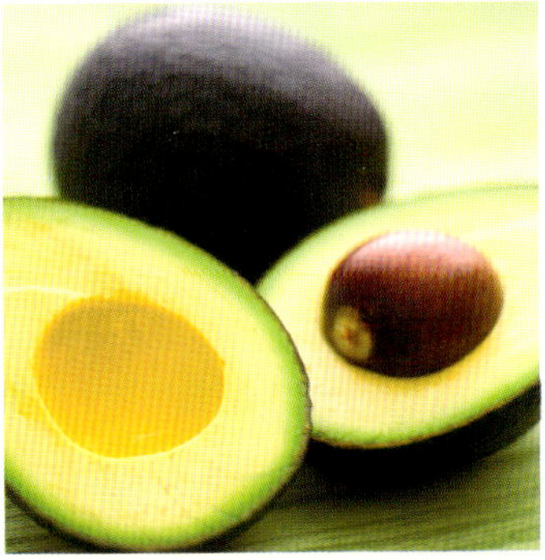

Avocadin

Avocadin ist das Unverseifbare der Avocado, eine weißliche, butterartige Masse. Es enthält hautähnliche Lipide, ist sanft und bewirkt die Befeuchtung und Heilung von spröder, trockener Haut. Es ist leicht, nicht klebrig, zieht gut ein und hilft der Haut bei der Regeneration. In Lippenpflegeprodukten kann man es mit einer Einsatzkonzentration von ca. 0,5–1% verwenden.

Hyaluronsäure

Hyaluronsäure ist ein körpereigener Bestandteil der Haut und der Zellen. Sie wird biotechnisch nachgebaut. Gemeinsam mit Flüssigkeiten bildet sie ein wunderbar befeuchtendes, sofort die Haut glättendes Gel, das sowohl die Grundlage für Fluids und Make-up-Fluids als auch befeuchtender Zusatz in der dekorativen Kosmetik ist.

Gelbildner

Guarkernmehl

Guarkernmehl ist eine zu Pulver vermahlene indische Hülsenfrucht. In der Lebensmittelindustrie wird es als Stabilisator und Verdickungsmittel eingesetzt. Mit Wasser versetzt bildet es ein feuchtigkeitsbindendes Gel, das eine angenehme Textur aufweist und gut einzieht.

Wirkstoffe

Vitamin E

Vitamin E steigert das Feuchthaltevermögen der Haut. Es wirkt wundheilend, entzündungshemmend, glättend und vermindert Zellschädigungen durch zu starke Sonneneinstrahlung. In kosmetischen Stiften hilft es mit, die verwendeten Öle länger »frisch« zu halten.

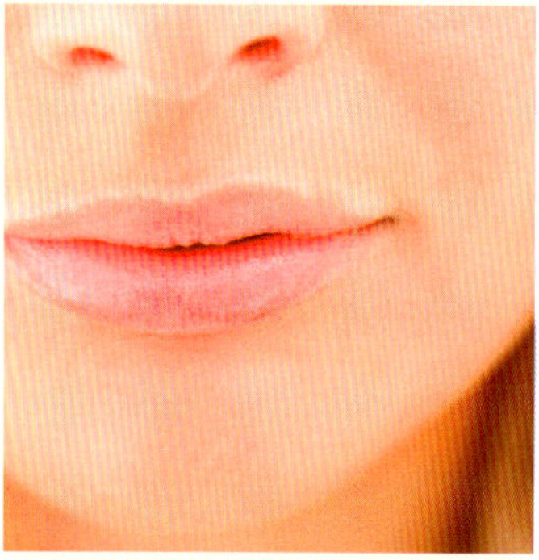

D-Panthenol

D-Panthenol ist eine Vorstufe des B-Vitamins (Provitamin B5) und wirkt feuchtigkeitsspeichernd, entzündungshemmend und wundheilend. Seine feuchtigkeitsspendende und glättende Wirkung wird auch in der dekorativen Kosmetik geschätzt. Es dringt tief in die Haut ein, regeneriert und unterstützt den Aufbau neuer Hautzellen. Ein interessantes Produkt in der Lippenpflege.

Hyaluronsäure

Gemeinsam mit Flüssigkeiten bildet es ein wunderbar befeuchtendes, sofort die Haut glättendes Gel, das sowohl Grundlage für Fluids und Make-up-Fluids als auch befeuchtender Zusatz in der dekorativen Kosmetik ist.

Gurkenextrakt

Spendet viel Feuchtigkeit und macht glatte Haut.

Seidenprotein

Flüssige Seidenfasern, die glätten, kühlen und feuchtigkeitsspendend wirken.

Konservierung

Es gibt vielerlei Arten der Konservierung. In der dekorativen Kosmetik arbeiten wir – wenn notwendig – am besten mit dem Konservierungsstoff Paraben K. Das ist zwar ein synthetisches Produkt, hält die Kosmetika jedoch am längsten frisch: sie bleiben zwischen 6 und 9 Monate haltbar, und das ist schließlich ausschlaggebend.
Es gibt natürlich Alternativen, z. B. Biokons, Rohkonsal oder auch Grapefruitkernextrakt. Bitte nehmen Sie von diesen Konservierern pro 10 g Fertigprodukt zwei Tropfen. Bei Verwendung von Paraben K genügt ein Tropfen pro 10 g Fertigprodukt.

So, nun fangen wir aber richtig an!

Das Mischen von Farben

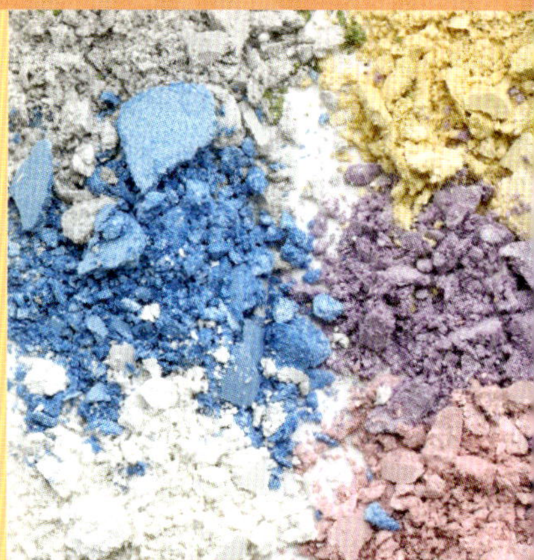

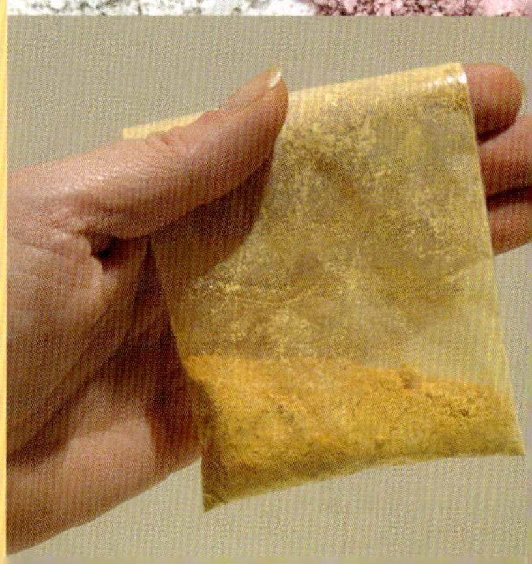

Allein über dieses Thema könnte man ein ganzes Buch schreiben. Das Wichtigste ist, einfach zu experimentieren. Erinnern Sie sich an Ihre Schulzeit und was Sie über Farben gelernt haben. Da gab es doch so Basiswissen wie:

Primär- oder Grundfarben

Diese Farben lassen sich nicht aus anderen Farben mischen, allerdings entstehen aus diesen alle anderen Farben im Mischverfahren! Die Primärfarben sind:
Rot (Magentarot)
Gelb
Blau (Cyanblau)

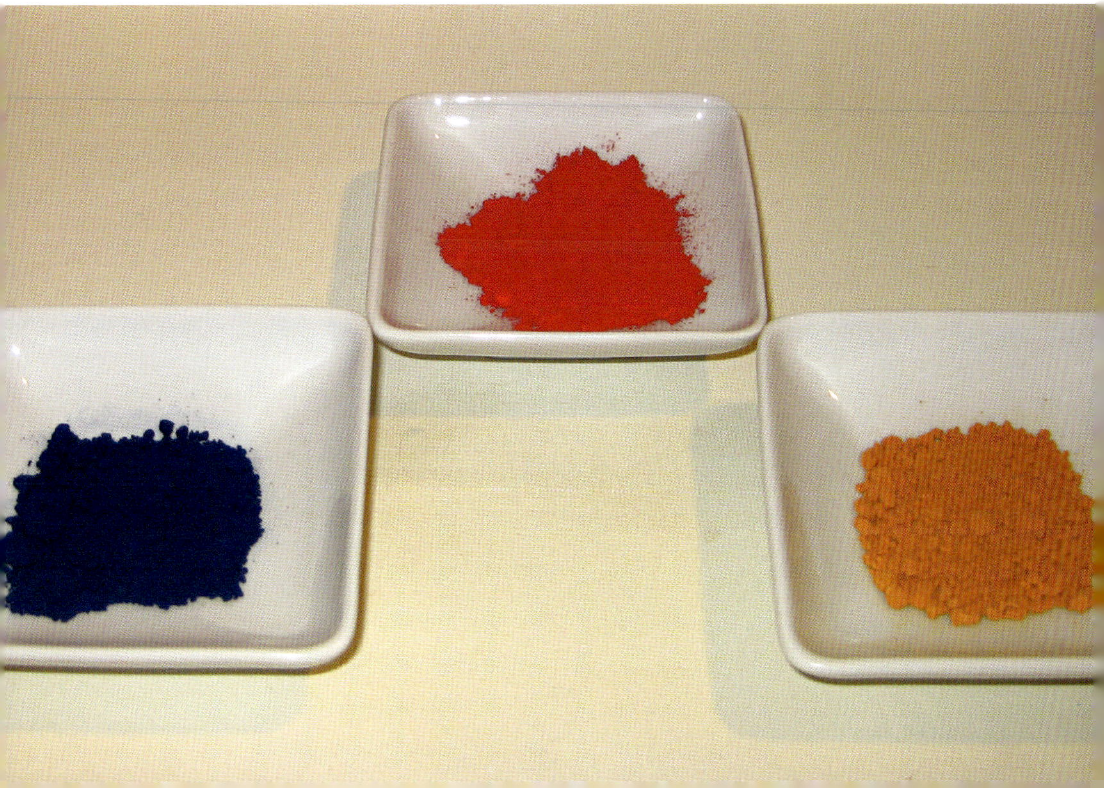

Würde man alle drei Farben zusammenmischen, entstünde ein Schwarzgrau.

Sekundär- oder Mischfarben

Mischt man zwei Primärfarben miteinander, so ergibt sich eine Sekundärfarbe:

Gelb + Blau = Grün
Gelb + Rot = Orange
Rot + Blau = Violett

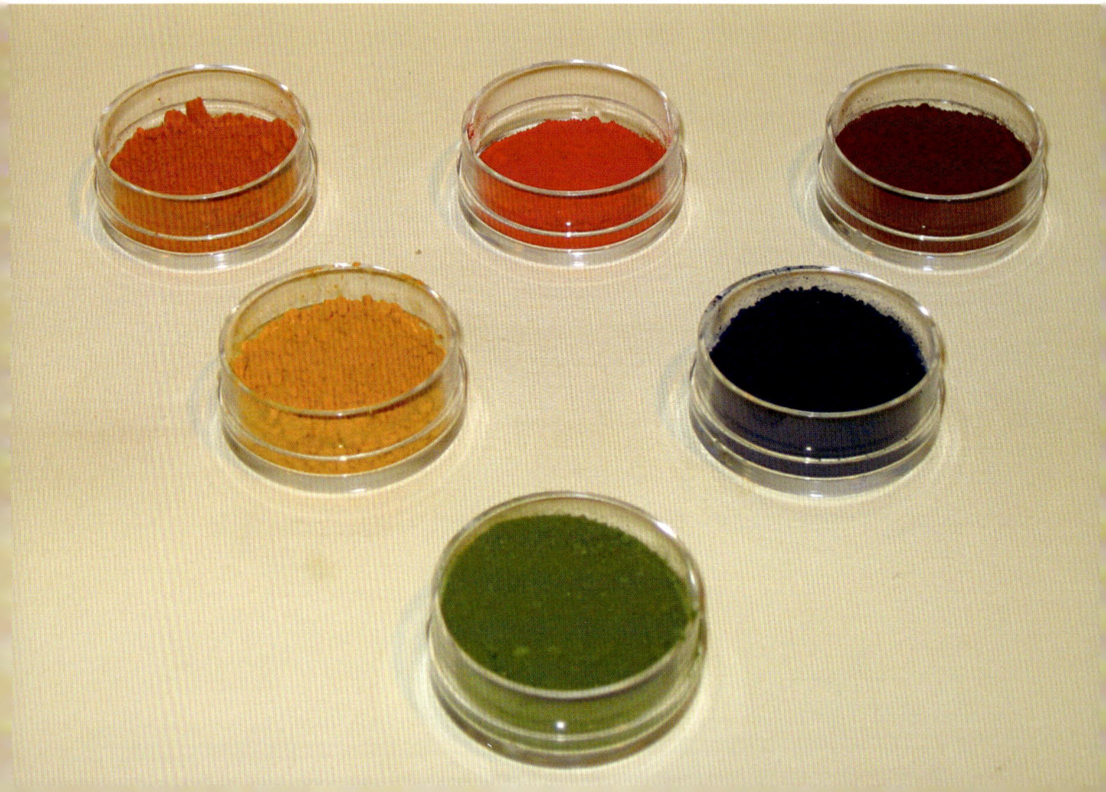

Tertiär- oder erweiterte Mischfarben

Mischt man eine sekundäre mit einer primären Farbe, entstehen wiederum interessante Farbtöne:

Grün + Blau = Grünblau
Orange + Rot = Leuchtendrot
Violett + Rot =Rotviolett
Grün + Gelb = Gelbgrün
Orange + Gelb = Gelborange
Violett + Blau = Dunkelblau

Wenn Sie nun Weiß dazumischen, dann ergeben sich Pastelltöne wie z. B.:

Rot + Weiß = Rosa
Violett + Weiß = Flieder
Grün + Blau + Weiß = Türkis
Rot + Orange + Weiß = Lachs oder Pfirsich

Nun können Sie auch noch schimmernde Perlglanzfarbtöne dazumischen, um weitere Schattierungen zu erzielen. Versetzen Sie sich in Ihre Kindheit zurück und experimentieren Sie wie mit einem Farbkasten – da kommen wunderbare Farbtöne dabei heraus!

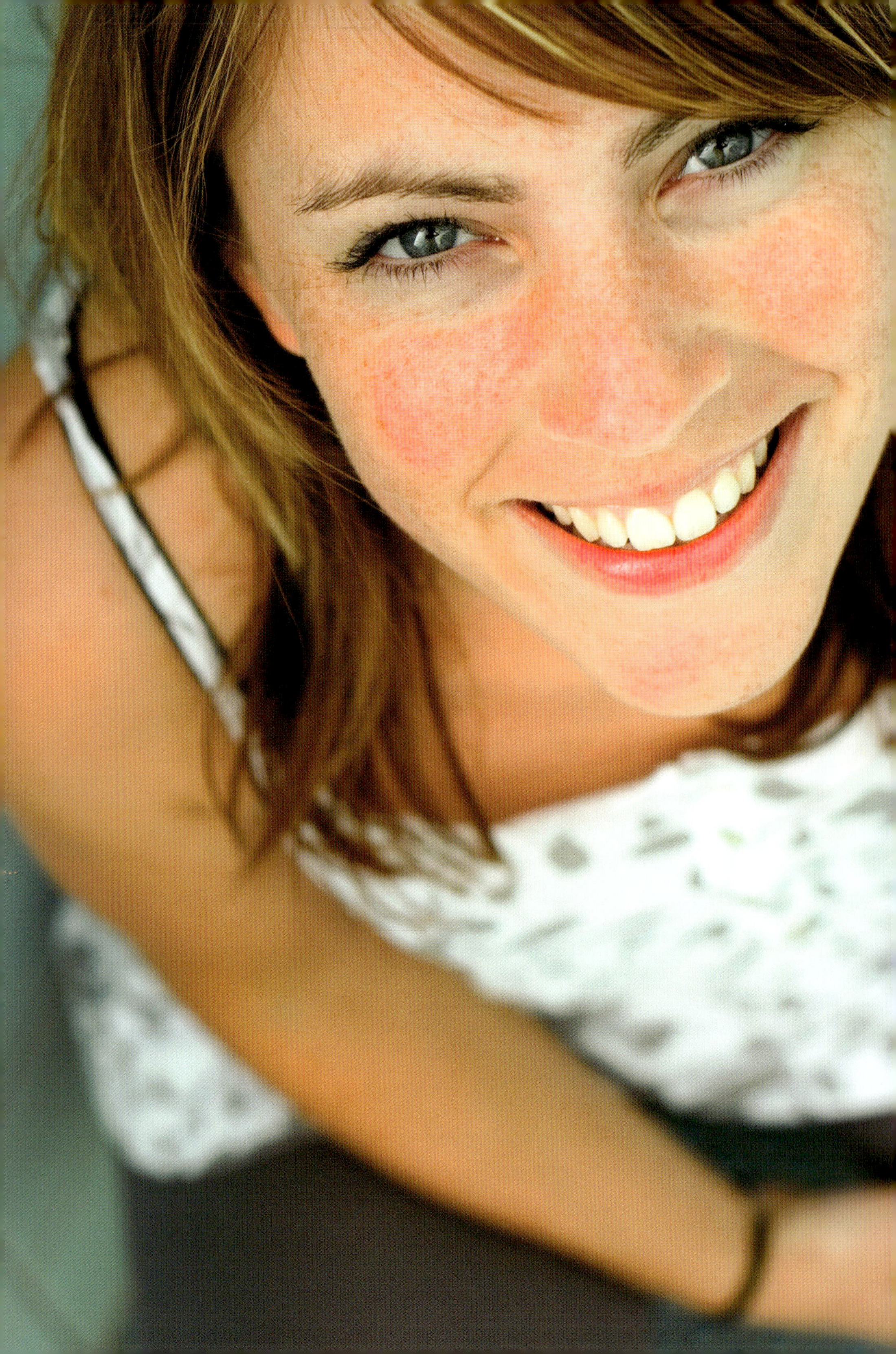

Kennen Sie Ihren Hautton?

Einige von Ihnen haben sich Ihren Hauttyp sicher schon einmal bestimmen lassen. Sind Sie ein Herbsttyp oder ein Sommertyp? Viele dieser Typbestimmungen unterteilen in einen warmen und einen kühlen Hautton, darunter gibt es noch eine Unterteilung in Jahreszeiten. Diese Einteilung ist aber etwas zu ungenau, Hautfarben sind so individuell, dass sie sich nicht wirklich in nur vier Gruppen einteilen lassen, aber sie ist eine gute Orientierungshilfe:

Warmer Hautton (gelbstichiger Unterton)

- Sommer: Strahlende, leuchtende Farben mit Gelbstich
- Herbst: Mattere, weiche Farben

Kühler Hautton (leicht blau-/rosastichiger Unterton)

- Frühling: pastellige Farben mit Blaustich
- Winter: knallige Farben

Lassen Sie sich aber von solchen Einteilungen nicht verunsichern, nehmen Sie die Farbe, die Ihnen Freude macht und von der Sie das Gefühl haben, dass sie Ihren Typ unterstreicht.

Techniken zum Mischen von Farbpigmenten

Zuerst müssen wir unterscheiden, ob Sie sich für matte Pigmente oder Perlglanzpigmente entschieden haben. Auch eine Mischung aus beiden ist möglich!

Bei Verwendung von matten Pigmenten

Stellen Sie sich diese Pigmente als mikroskopisch kleine Kügelchen vor, die, um sich mit andersfarbigen Kügelchen zu vermischen, aufplatzen müssen. Durch das Verreiben im Mörser werden die Farben vermischt und können sich nachher wieder in – diesmal vermischte – Kügelchen »zusammenziehen«.

Wer zu faul zum Mörsern ist, füllt die matten Pigmente alle zusammen in einen Multicutter (alte elektrische Kaffeemühle, Moulinette, etc.) und lässt sie gut eine Minute verreiben. Das Gerät immer wieder einmal schütteln, damit keine Farbe an den Rändern unverrieben bleibt. Vom Rand immer wieder abkratzen und erneut mahlen.

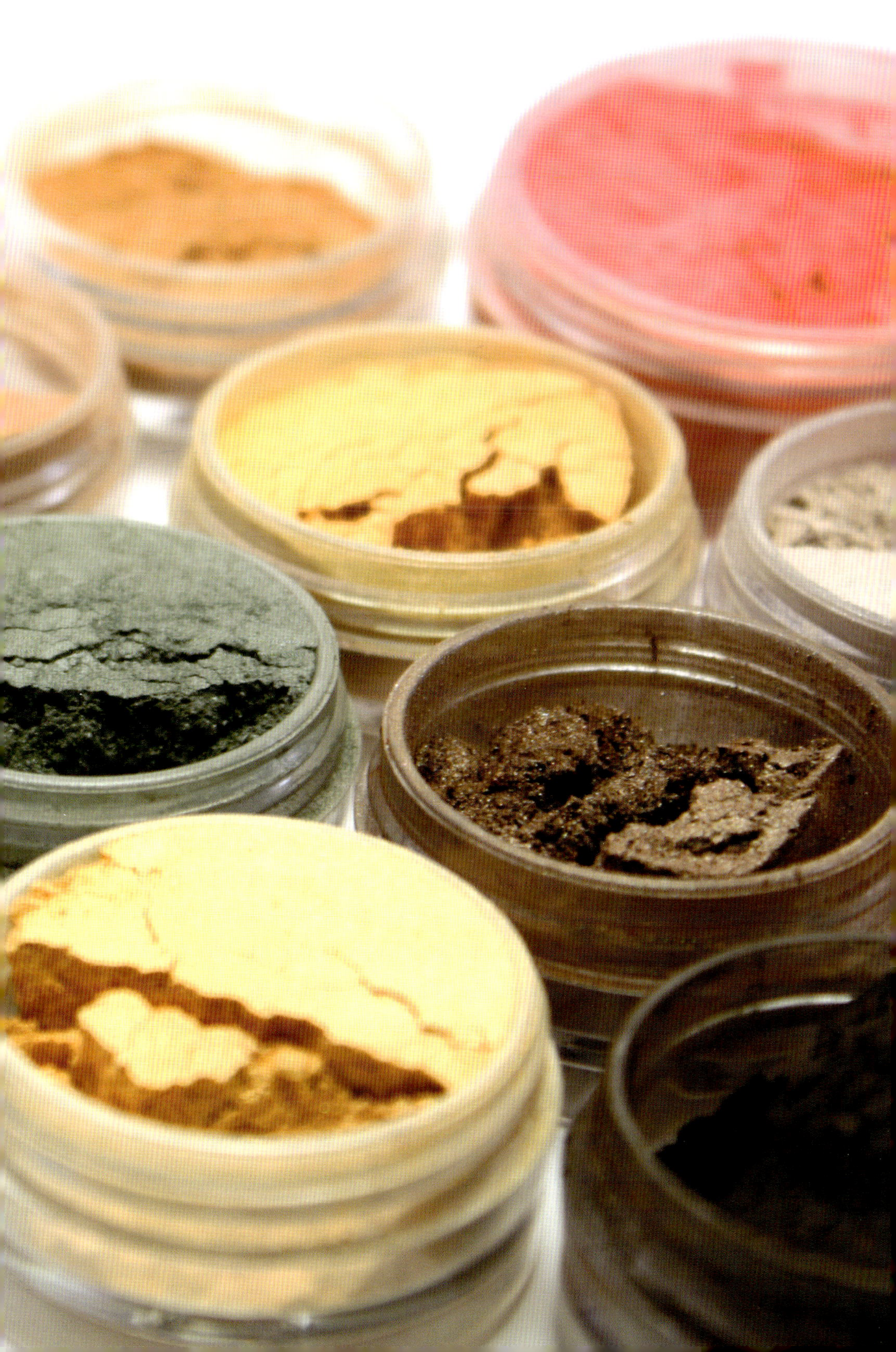

Druckverschlussbeutel-Methode

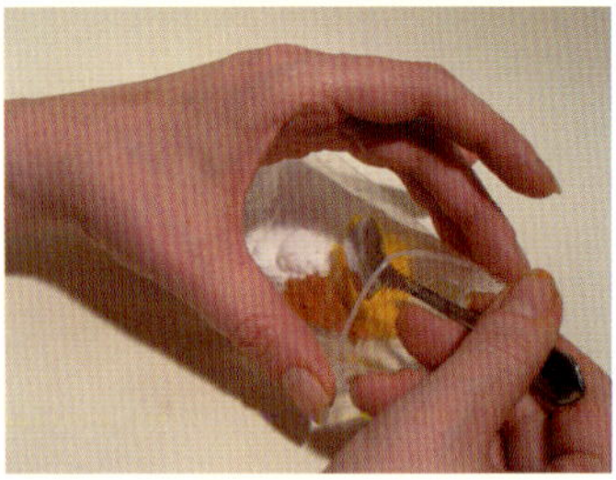

Wenn es schnell gehen soll oder nur Kleinstmengen gemischt werden sollen, dann lege ich Ihnen die »Druckverschlussbeutel-Methode« ans Herz. Klingt kompliziert, ist es aber nicht und funktioniert überraschend gut. Sie kennen sie, diese Plastikdinger mit dem Druckverschluss? Füllen Sie alle matten Farbpigmente (Eisenoxide) in dieses Säckchen.

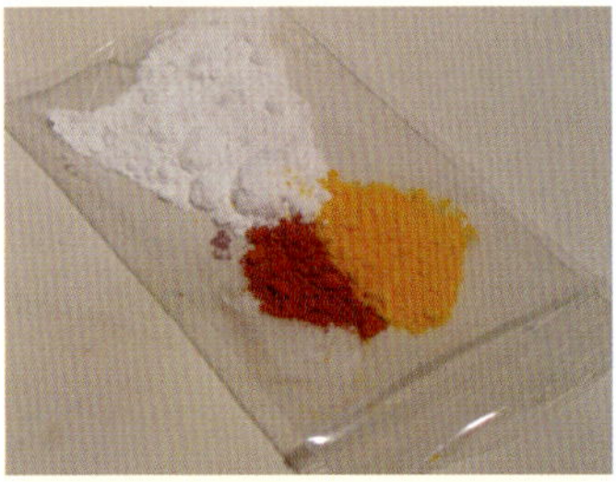

Vorsichtig die Luft rausstreichen und gut verschließen.

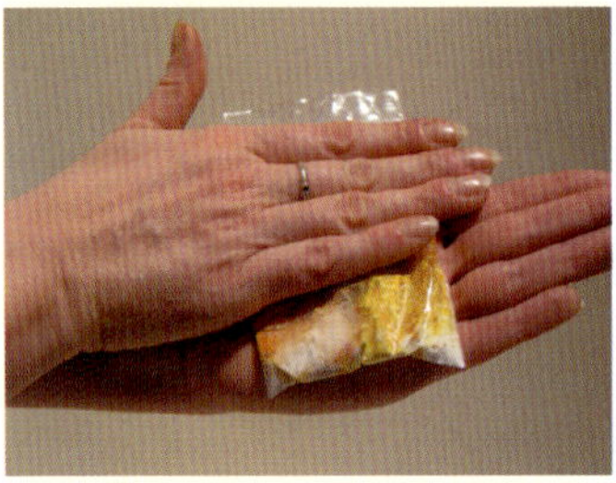

Nun zwischen den Handflächen ungefähr 1–2 Minuten gut reiben und kneten und wieder reiben. Dann sollte Ihre Farbmischung perfekt sein!

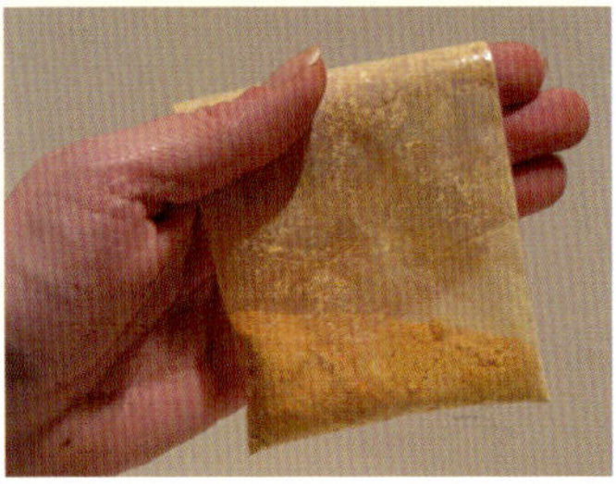

Und fertig ist eine schöne neue Farbe!

Besonders bei kleinen Mengen ist das ein sehr guter Trick, der Ihnen das mühsame »Bekleckern« von Mörser oder Kaffeemühle erspart.

Bei der Verwendung von Perlglanzpigmenten

Hier haben Sie es einfacher, die kann man einfach mit einem Stäbchen verrühren und auch untereinander mischen, wie in einem Farbkasten. Die Perlglanzpigmente niemals mörsern, sie verlieren dadurch ihren Perlmuttglanz.

Bei einer Mischung aus matten und Perlglanzpigmenten

Auch eine Mischung von matten mit Perlglanzpigmenten ist möglich, z.B. wenn Sie als Hauptfarbe die kräftigeren matten Farbpigmente verwenden und diese erst mörsern, cutten oder reiben und anschließend als Highlight Perlglanzpigmente unterrühren. Bei Lippenstiften wird dies häufig gemacht, da matte Pigmente einfach besser haften und farbintensiver sind als die transparenteren Perlglanzpigmente. Die Perlglanzpigmente geben dazu den herrlichen Glitter!

Mehr Information zu den Farbmischtechniken finden Sie im Internet auf **www.youtube.com** unter dem Stichwort »Pigmentfarben mischen«.

Rezepte

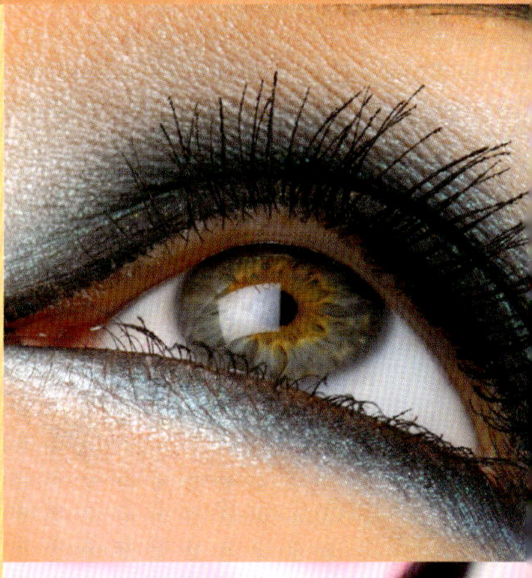

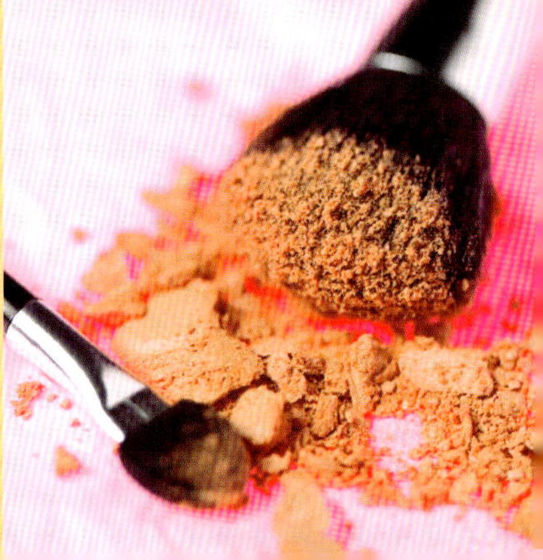

Lidschatten

Puderlidschatten

Da die Farbpigmente allein viel zu knallig wären, empfiehlt es sich, die Farben ein wenig zu »strecken«, um sie dezenter und auch haftbarer zu gestalten. Natürlich können Sie die Perlglanzpigmente auch pur auftragen, Sie sehen dann allerdings aus wie ein frisch lackierter Mercedes!
Bereiten Sie sich erst einmal eine Basis-Füllstoffmischung zu, die im Wesentlichen aus Füllstoffen ohne Eigenfarbe besteht und unsere Farben ein wenig »streckt«.

Basis-Füllstoffmischung

7 g Talkum (Specksteinmehl)
3 g Stärke (Mais-, Kartoffel- oder Reisstärke)
2 g Magnesiumstearat
10 Tr. Squalan

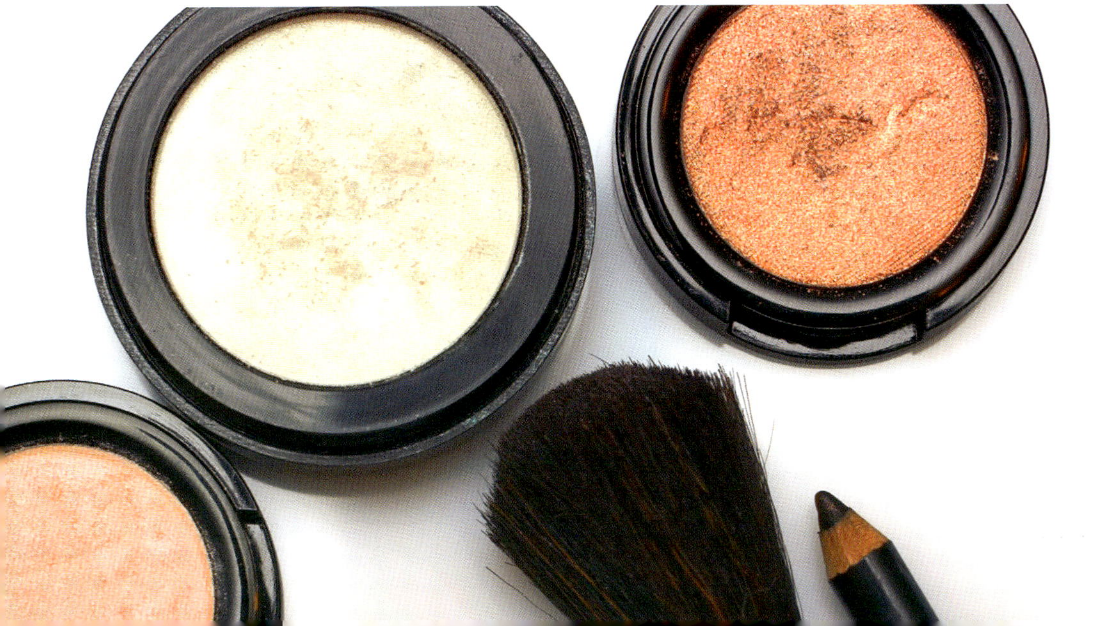

Sie haben nun zwei Möglichkeiten der Zubereitung:

- Alle Zutaten in eine Schraubglas oder eine Dose geben und gut verschütteln, anschließend durch ein feines Haarsieb streichen, damit sich eventuelle kleine Klümpchen (bedingt durch Squalan) lösen und notfalls nochmals schütteln.
- Einfacher ist es allerdings, die Zutaten in den Multicutter oder die elektrische Kaffeemühle zu füllen und kurz zu mahlen. Das geht leichter und es kommt garantiert nicht zur Klümpchenbildung.

Diese Mischung bildet nun die Grundlage für unsere pudrigen Lidschatten-Kreationen.

Loser Lidschattenpuder matt

1,5 g Basis-Füllstoffmischung
2 Tr. Jojobaöl
1–2 g Farbpigment matt

- Alle Zutaten miteinander gut verreiben – im Mörser, im Cutter oder im Druckverschlussbeutel. Das ergibt eine ganz leicht »fettige« Pudermasse, die sich gut auftragen lässt und gut haftet!

Lidschatten Schoko

2–3 g Basis-Füllstoffmischung
2 Tr. Jojobaöl
1 g Farbpigment Titanoxid (weiß)
0,8 g Farbpigment Dunkelbraun

- Alle Zutaten miteinander gut verreiben – im Mörser, im Cutter oder im Druckverschlussbeutel. Das ergibt eine ganz leicht »fettige« Pudermasse, die sich gut auftragen lässt und gut haftet!

Lidschatten Karamell

2 g Basis-Füllstoffmischung
2 Tr. Jojobaöl
1 g Farbpigment Titanoxid (weiß)
0,3 g Farbpigment Dunkelbraun
0,3 g Farbpigment Ocker

Alle Zutaten miteinander gut verreiben – im Mörser, im Cutter oder im Druckverschlussbeutel. Das ergibt eine ganz leicht »fettige« Pudermasse, die sich gut auftragen lässt und gut haftet!

Lidschatten Peach

2 g Basis-Füllstoffmischung
2 Tr. Jojobaöl
1,3 g Farbpigment Titanoxid (weiß)
0,3 g Farbpigment Orange

Alle Zutaten miteinander gut verreiben – im Mörser, im Cutter oder im Druckverschlussbeutel. Das ergibt eine ganz leicht »fettige« Pudermasse, die sich gut auftragen lässt und gut haftet!

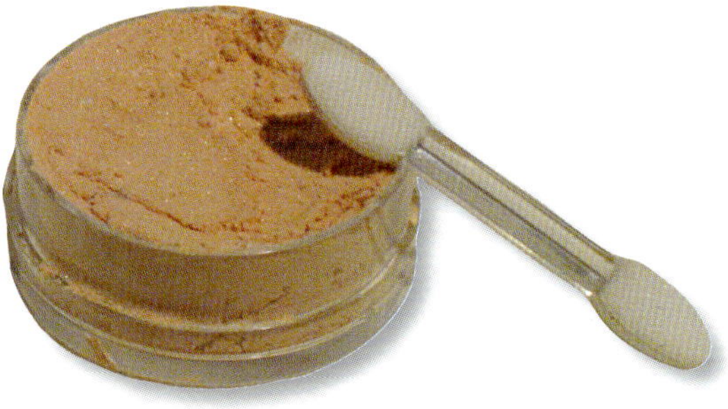

Lidschatten Vanilla

2 g Basis-Füllstoffmischung
2 Tr. Jojobaöl
1 g Farbpigment Titanoxid (weiß)
0,3 g Farbpigment Ocker

Alle Zutaten miteinander gut verreiben – im Mörser, im Cutter oder im Druckverschlussbeutel. Das ergibt eine ganz leicht »fettige« Pudermasse, die sich gut auftragen lässt und gut haftet!

Lidschatten Baby Blau

2–3 g Basis-Füllstoffmischung
2 Tr. Jojobaöl
1 g Farbpigment Titanoxid (weiß)
0,4 g Farbpigment Dunkelblau

Alle Zutaten miteinander gut verreiben – im Mörser, im Cutter oder im Druckverschlussbeutel. Das ergibt eine ganz leicht »fettige« Pudermasse, die sich gut auftragen lässt und gut haftet!

Lidschatten Violett

2–3 g Basis-Füllstoffmischung
5 Tr. Jojobaöl
1,5 g Farbpigment Titanoxid (weiß)
0,2 g Farbpigment Rot
0,1 g Farbpigment Dunkelblau

Alle Zutaten miteinander gut verreiben – im Mörser, im Cutter oder im Druckverschlussbeutel. Das ergibt eine ganz leicht »fettige« Pudermasse, die sich gut auftragen lässt und gut haftet!

Lidschatten Baby Pink

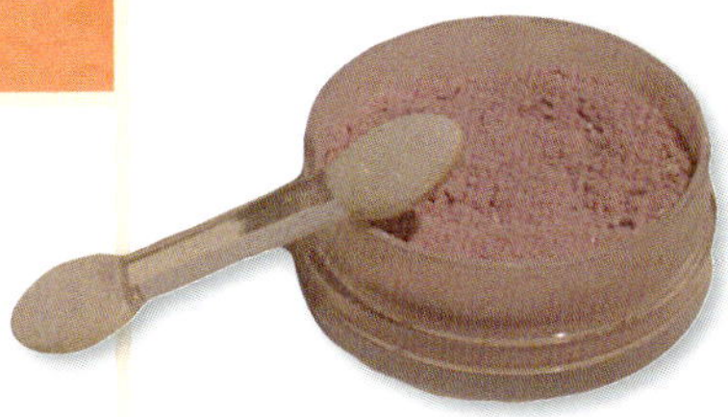

2–3 g Basis-Füllstoffmischung
2 Tr. Jojobaöl
1 g Farbpigment Titanoxid (weiß)
0,1 g Farbpigment Rot

Alle Zutaten miteinander gut verreiben – im Mörser, im Cutter oder im Druckverschlussbeutel. Das ergibt eine ganz leicht »fettige« Pudermasse, die sich gut auftragen lässt und gut haftet!

Lidschatten Brombeer

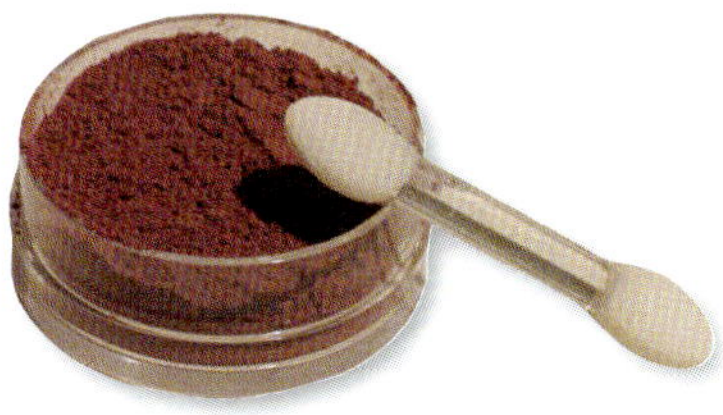

2–3 g Basis-Füllstoffmischung
2 Tr. Jojobaöl
0,7 g Farbpigment Titanoxid (weiß)
0,3 g Farbpigment Rotbraun

Alle Zutaten miteinander gut verreiben – im Mörser, im Cutter oder im Druckverschlussbeutel. Das ergibt eine ganz leicht »fettige« Pudermasse, die sich gut auftragen lässt und gut haftet!

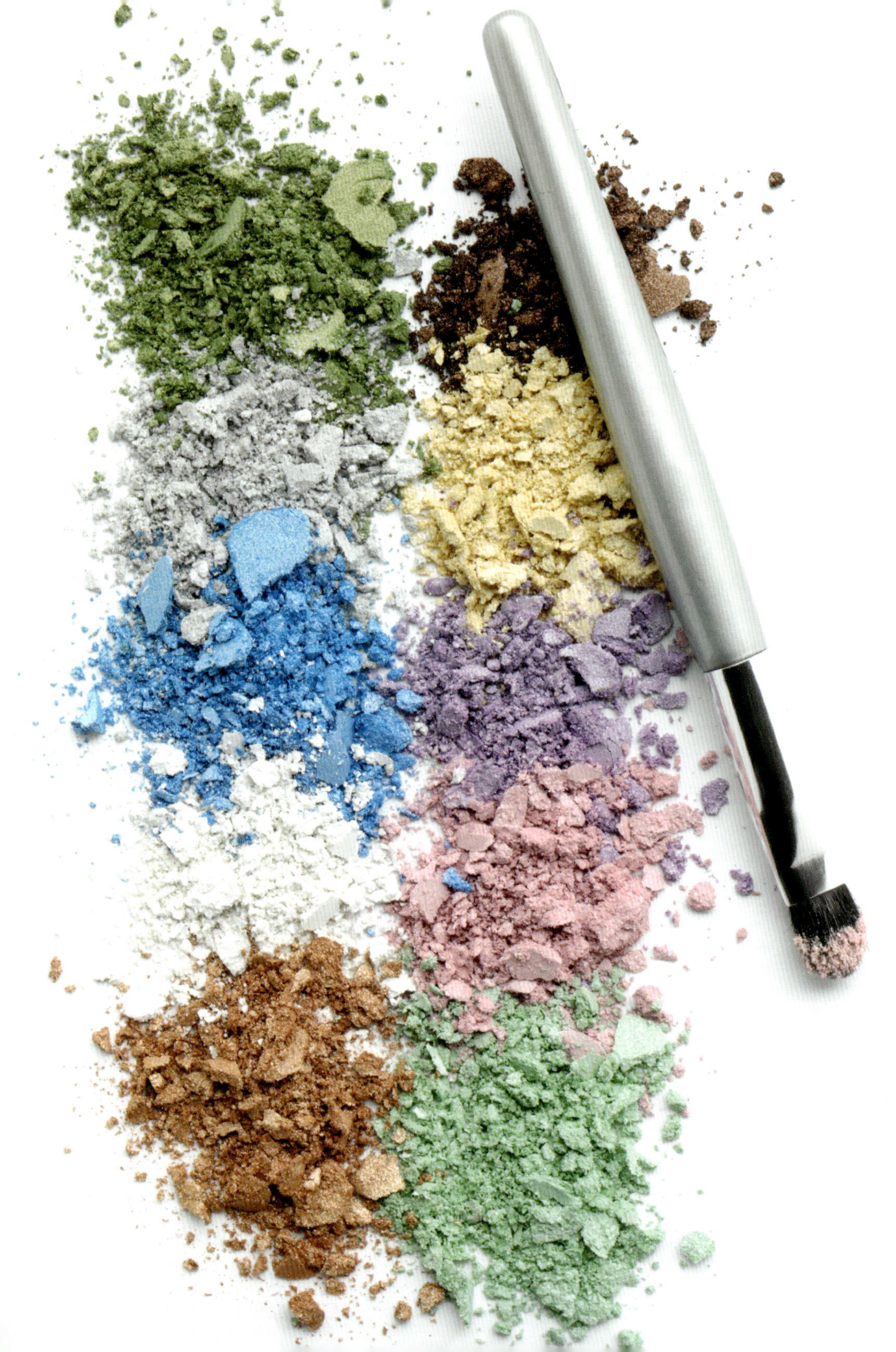

Lidschatten Olive

2–3 g Basis-Füllstoffmischung
5 Tr. Jojobaöl
0,7 g Farbpigment Titanoxid (weiß)
0,3 g Farbpigment Gelb
0,1 g Farbpigment Dunkelblau
0,2 g Farbpigment Rotbraun

Alle Zutaten miteinander gut verreiben – im Mörser, im Cutter oder im Druckverschlussbeutel. Das ergibt eine ganz leicht »fettige« Pudermasse, die sich gut auftragen lässt und gut haftet!

Loser Lidschattenpuder glänzend

Hier können Sie Ihrer Kreativität freien Raum lassen. Eine Fülle an Farben hält alle Möglichkeiten offen. Man könnte Perlglanzpigmente auch pur auftragen, allerdings sind auch sie sehr knallig und besitzen keine große Haftkraft. Mischen Sie sie einfach mit unserer Basis-Füllstoffmischung (S. 47), dann haften sie wunderbar über Stunden.
Wichtig ist nur, dass Sie die Perlglanzpigmente auf keinem Fall mörsern, die Perlmuttschicht würde sonst abgerieben werden. Ein Unterrühren oder Verschütteln mit der Basismischung reicht völlig aus!

Lidschatten Dramatic Blue

2 g Basis-Füllstoffmischung
2 Tr. Jojobaöl
1 g Perlglanz Hellblau
0,4 g Perlglanz Violett

Basis-Füllstoffmischung mit den Perlglanzpigmenten sanft verrühren oder in einem Schraubdöschen gut verschütteln.

Lidschatten Smokey

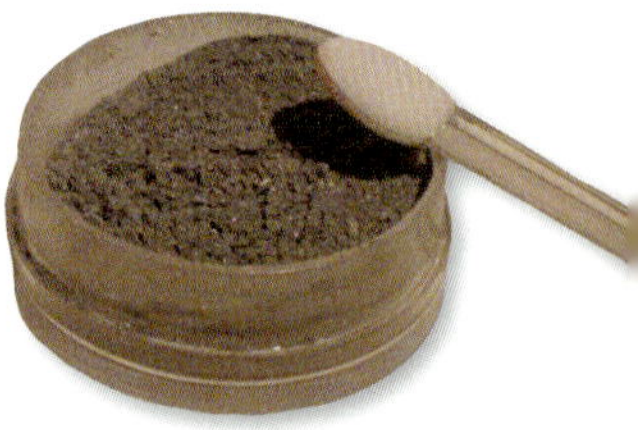

2–3 g Basis-Füllstoffmischung
1,4 g Perlglanz Feingold
0,5 g Perlglanz Seidenschwarz

Basis-Füllstoffmischung mit den Perlglanzpigmenten sanft verrühren oder in einem Schraubdöschen gut verschütteln.

Lidschatten Graublau

2–3 g Basis-Füllstoffmischung
0,8 g Perlglanz Seidenweiß
0,4 g Perlglanz Seidenschwarz
0,7 g Perlglanz Hellblau

Basis-Füllstoffmischung mit den Perlglanzpigmenten sanft verrühren oder in einem Schraubdöschen gut verschütteln.

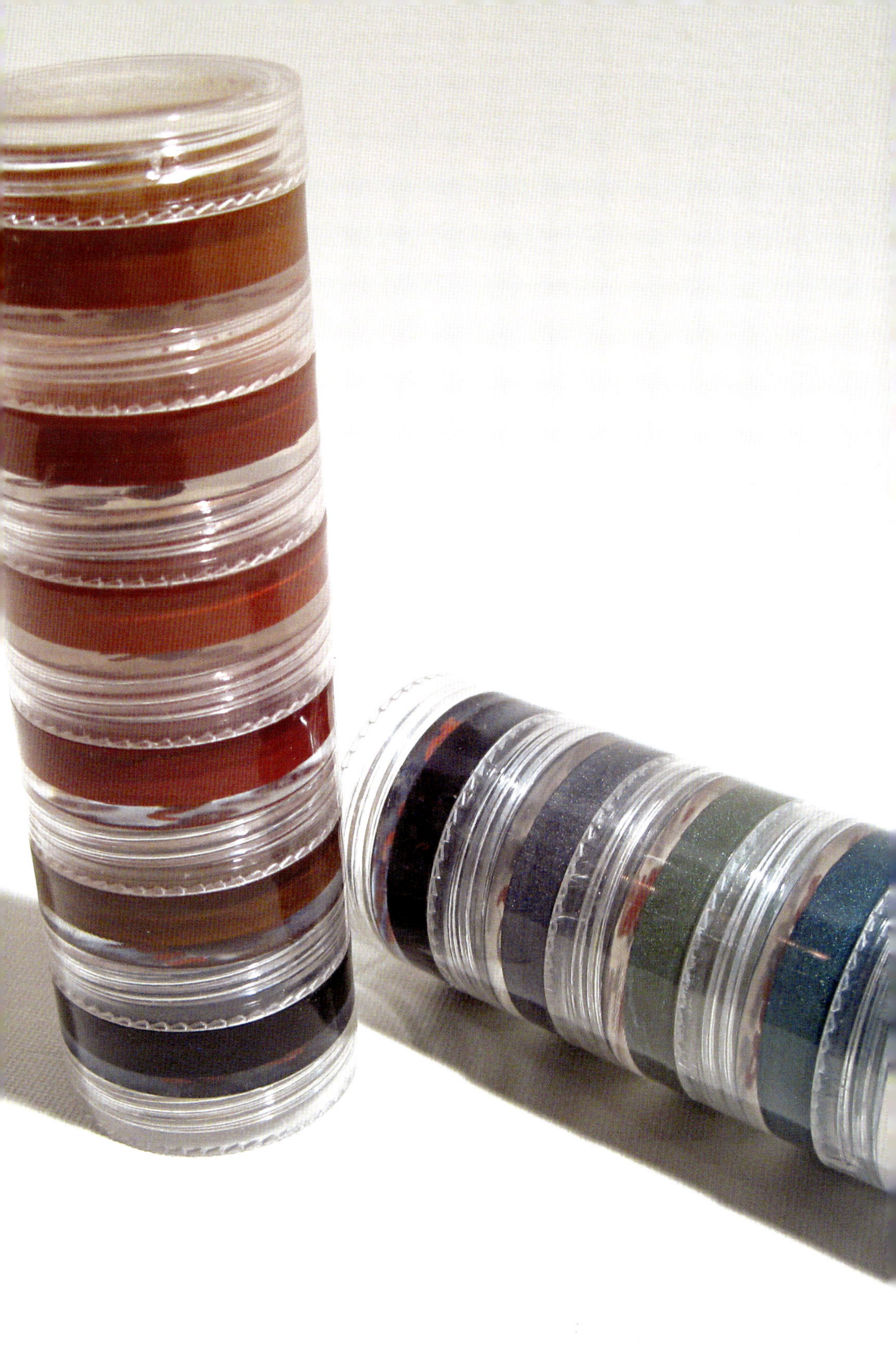

Lidschatten Goldbraun

2–3 g Basis-Füllstoffmischung
1 g Perlglanz Goldgrün
0,4 g Perlglanz Le Rouge
0,6 g Perlglanz Karatgold

Basis-Füllstoffmischung mit den Perlglanzpigmenten sanft verrühren oder in einem Schraubdöschen gut verschütteln.

Lidschatten Olivegold

2–3 g Basis-Füllstoffmischung
1 g Perlglanz Rotgold
0,6 g Perlglanz Goldgrün
0,2 g Perlglanz Seidenschwarz

Basis-Füllstoffmischung mit den Perlglanzpigmenten sanft verrühren oder in einem Schraubdöschen gut verschütteln.

Lidschatten Violett

2–3 g Basis-Füllstoffmischung
1 g Perlglanz Veilchenperl
1 g Perlglanz Purple Lila

Basis-Füllstoffmischung mit den Perlglanzpigmenten sanft verrühren oder in einem Schraubdöschen gut verschütteln.

Lidschatten Frosty Pink

2–3 g Basis-Füllstoffmischung
1,6 g Perlglanz Seidenweiß
0,4 g Perlglanz Rosarot

Basis-Füllstoffmischung mit den Perlglanzpigmenten sanft verrühren oder in einem Schraubdöschen gut verschütteln.

Lidschatten Blausilber

2–3 g Basis-Füllstoffmischung
1,5 g Perlglanz Hellblau
0,5 g Perlglanz Silber

Basis-Füllstoffmischung mit den Perlglanzpigmenten sanft verrühren oder in einem Schraubdöschen gut verschütteln.

Lidschatten Türkis

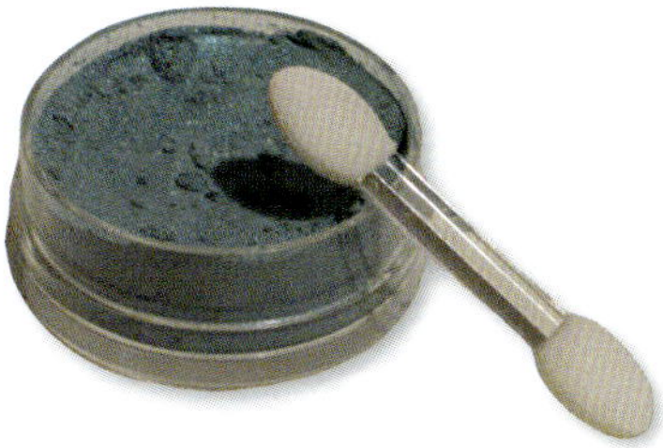

2–3 g Basis-Füllstoffmischung
1,5 g Perlglanz Aztek Aqua
0,5 g Perlglanz Hellblau

Basis-Füllstoffmischung mit den Perlglanzpigmenten sanft verrühren oder in einem Schraubdöschen gut verschütteln.

Loser Lidschattenpuder matt mit Glanz

Sie können auch in Ihre matte Lidschattenfarbe noch ein Glanzlicht setzen. Mischen Sie in die fertige Farbmischung einfach noch ein wenig Gold, Silber, Kupfer oder Bronze, Seidenweiß oder Silberweiß. Am besten messerspitzenweise, solange, bis Sie Ihre Farbe gefunden haben. Bitte immer notieren, sonst können Sie diese Farbe nie mehr wieder »nachbauen«. Ein kräftiger Lidschatten mit leichtem Glanz ist das Ergebnis.

Kompaktpuder

Wie mache ich aus einem losen Puder (z. B. Lidschattenpuder) einen kompakten gepressten Puder?

Arbeiten mit einem »Vernetzer« und einer Münze

- Bereiten Sie vorerst eine Flüssigkeit aus

5 g Glycerin
15 g destilliertem Wasser

zu und füllen Sie sie in ein Fläschchen mit Tropfer oder in ein Sprühfläschchen ab. Diese Mischung benötigen wir dann tropfenweise oder aufgesprüht.

- Füllen Sie die zu pressende Menge in eine etwas größere Schraubdose. Schütteln Sie Ihre Wasser-Glycerin-Mischung auf und geben Sie vorsichtig ca. 4 Tropfen (bei kleinen Lidschattenmengen) davon in das Döschen. Mit einem Zahnstocher oder einem Schaschlikspieß vorsichtig umrühren, dann eventuell nochmals 2 Tropfen dazugeben und wieder durchrühren. Die Mischung sollte an nassen Sand erinnern.
- Diese Masse in ein passendes Lidschattendöschen geben, ein Baumwolltaschentuch darüberlegen, eine passende Münze auf das Tuch legen und nun einige Sekunden kräftig anpressen.
- Nun die nächste Schicht darübergeben, Tuch und Münze auflegen und wieder anpressen. Mit der letzten Lage genauso verfahren. Diese Mischung sollte nun einen Tag lang trocknen.

Trocknen im Backofen

Sie können diese gepresste Mischung allerdings auch »backen«. Dazu den Backofen auf 180 Grad vorheizen, das Kuchengitter allerdings vorher herausnehmen, das brauchen wir im kalten Zustand. Den auf 180 Grad aufgeheizten Ofen nun abstellen! Das Döschen nun auf das wieder eingeschobene Kuchengitter legen und so lange im Ofen lassen, bis dieser ganz ausgekühlt ist.

Alkoholmethode

- Den zu pressenden Puder in eine Schraubdose füllen und soviel hochprozentigen Alkohol (am besten 92- oder 96%igen Alkohol verwenden) dazugeben, bis ein sämiger Brei entsteht, dann 3–6 Tropfen Glycerin dazu (je nach Menge der Pudermasse).
- Nun füllen Sie diesen Brei in das vorgesehene Puderdöschen, schrauben den Deckel nicht zu, sondern lassen den Alkohol innerhalb der nächsten 8 Stunden verdunsten. Eventuell entstehende Risse, immer wieder mit alkoholfeuchten Fingerkuppen sanft andrücken.

Arbeiten mit der Tischlerklemme

- Füllen Sie den Puder in das vorgesehene Döschen oder in die vorgesehene Palette.

Besprühen Sie vorsichtig 2–3 mal mit der Vernetzer-Flüssigkeit Ihren losen Puder.

- Nun legen Sie ein passendes Stück Metall (z. B. eine Münze) auf die Oberfläche und spannen Sie das Ganze für eine Minute oder länger in die Tischlerklemme.

Und fertig ist ein wunderbar gepresster Puder!

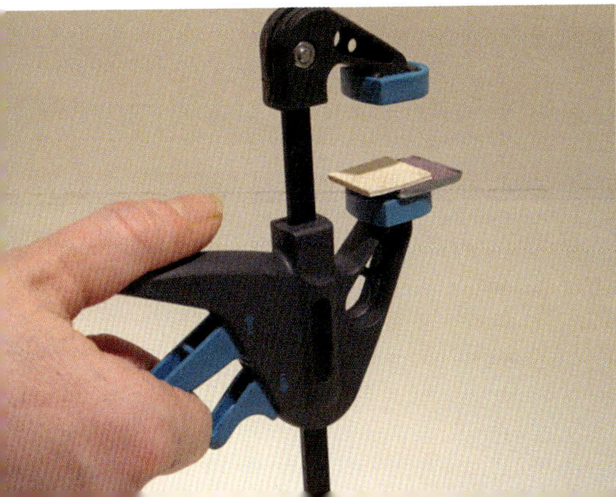

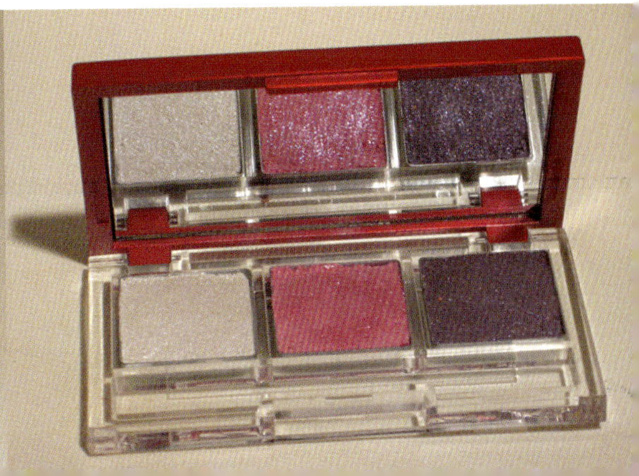

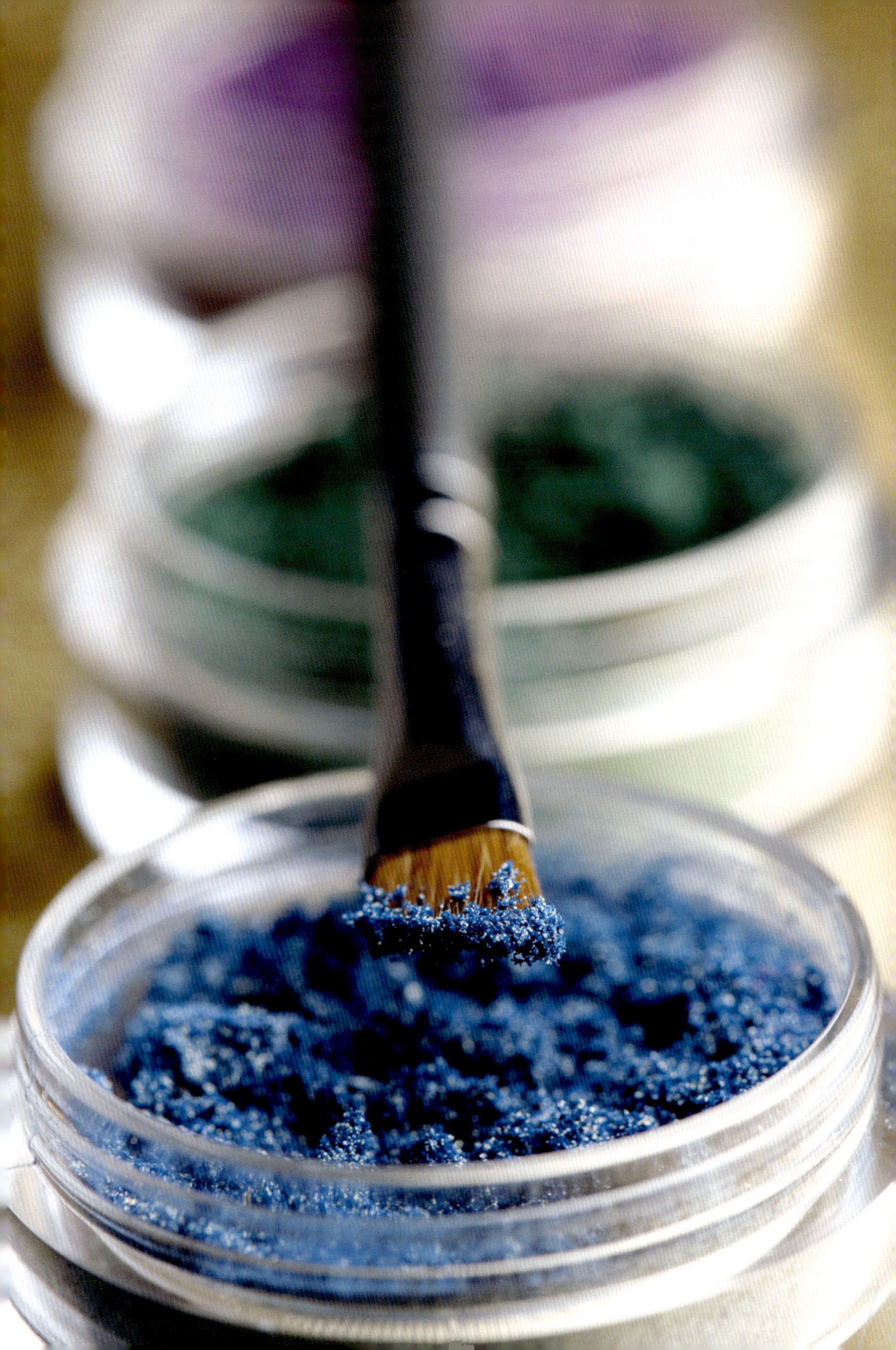

Wollen Sie eine größere Menge Puder pressen, dann teilen Sie die hergestellte Pudermenge in 2–3 Teile, benetzen diese jedes Mal erneut und pressen so Schicht für Schicht.
Diese Verfahren können Sie bei Lidschatten, Rouge, Mineralfoundation und Gesichtspuder einsetzen – einfach überall dort, wo loser Puder nicht erwünscht ist. Die »gepressten« Puder sind leider keinesfalls so unzerbrechlich wie gekaufte, aber immerhin, so lange sie nicht auf den Boden fallen, bleiben sie doch recht kompakt!
Mehr Infos finden Sie im Internet auf www.youtube.com unter dem Stichwort »Puder pressen«.

Cremelidschatten

Cremelidschatten mit matten Farbpigmenten (Eisenoxiden)

Farbphase

- 1,3 g Talkum
- 0,5 g Stärke
- 0,2 g Magnesiumstearat
- 1,5 g Farbpigmente

Fettphase

- 5 g Jojobaöl oder Brokkolisamenöl
- 0,2 g Carnaubawachs
- 0,8 g Bienenwachs

In einem elektrischen Cutter oder im Druckverschlussbeutel alle Produkte der Farbphase verreiben.
Jojobaöl mit Carnaubawachs und Bienenwachs schmelzen. In diese Schmelze das Pulver der Farbphase rühren und in Lidschattendöschen füllen.

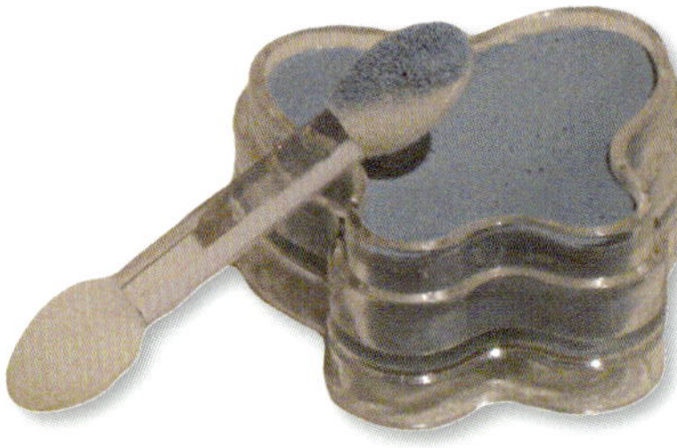

Beispiel: Cremelidschatten mit 1,2 g Pigmentfarbe Titanweiß und 0,3 g Pigmentfarbe Mattblau.

Cremelidschatten mit Perlglanzpigmenten

Farbphase 1

1,5 g Talkum
0,5 g Stärke
0,2 g Magnesiumstearat

Fettphase 2

5 g Jojobaöl oder Brokkolisamenöl
0,2 g Carnaubawachs
0,8 g Bienenwachs

Zusatzfarbe 3

2 g Perlglanzpigmente

In einem elektrischen Cutter oder im Druckverschlussbeutel alle Produkte der Pulverphase außer den Perlglanzpigmenten verreiben.

Jojobaöl mit Carnaubawachs und Bienenwachs schmelzen. In diese Schmelze die Pulverphase einrühren, Perlglanzpigment dazugeben und in Lidschattendöschen füllen.

Hier einige Farbbeispiele:

Frosty White: 1,7 g Perlglanz Silberweiß und 0,3 g Perlglanz Hellblau
Pearlgreen: 1,8 g Perlglanz Goldgrün
Vanilla: 1,5 g Perlglanz Seidenweiß und 0,2 g Perlglanz Feingold

Cremelidschatten mit matter Basis und Perlglanzeffekt

Farbphase 0,6 g Farbpigmente 1,5 g Talkum 0,5 g Stärke 0,2 g Magnesiumstearat	**Fettphase** 5 g Jojobaöl 0,2 g Carnaubawachs 0,8 g Bienenwachs
Zusatzfarbe 1 g Perlglanzpigment	

In einem elektrischen Cutter oder im Druckverschlussbeutel alle Produkte der Farbphase verreiben.

Jojobaöl mit Carnaubawachs und Bienenwachs schmelzen. In diese Schmelze das Pulver der Farbphase rühren. Nun das Perlglanzpigment unterrühren und in Lidschattendöschen füllen.

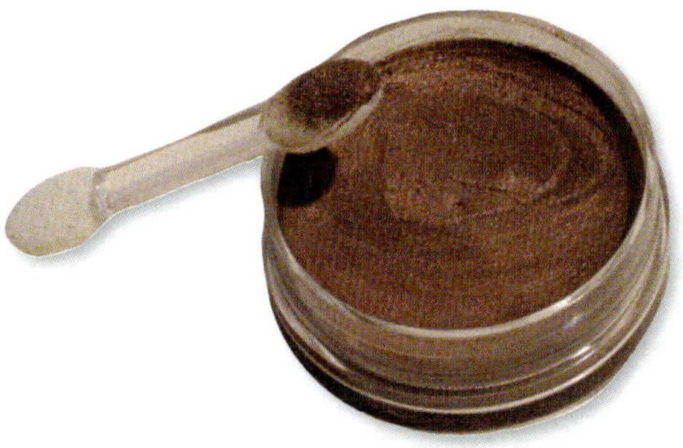

Für dieses Farbbeispiel haben wir 0,6 g Pigment Dunkelbraun und 1 g Perlglanz Rotgold verwendet.

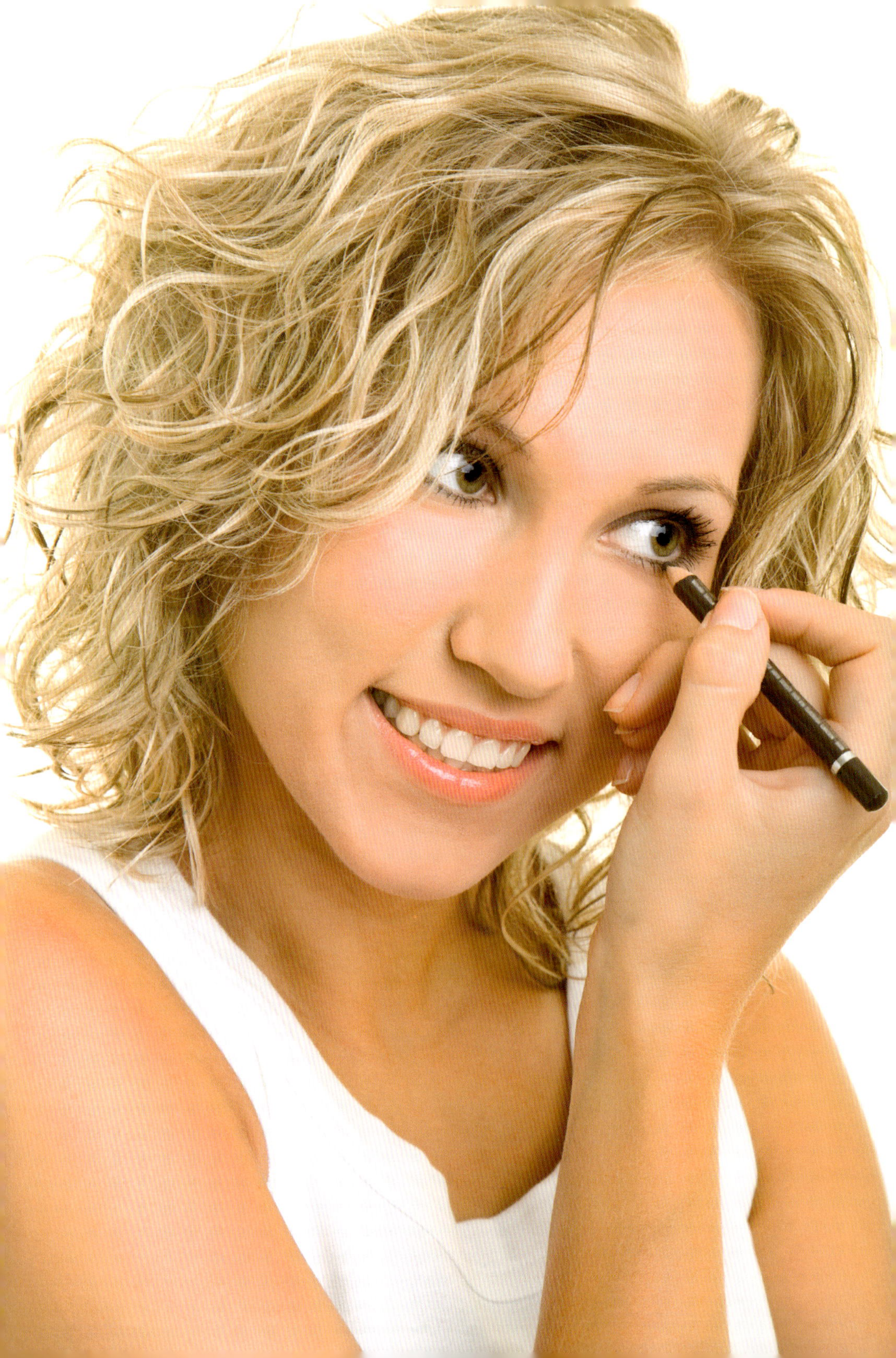

Kajal und Eyeliner

Diese Produkte sind schon etwas komplizierter in der Herstellung, aber mit unseren Tipps und Tricks geht alles einfach und schnell.

Kajalstifte

Fast jede Frau hat einen oder mehrere dieser praktischen Stifte griffbereit. Ich zeige Ihnen nun ein paar Möglichkeiten, wie Sie mit wenigen Handgriffen einen großen oder mit ein wenig mehr Geschick einen schmalen, dünnen Stift herstellen können. Zunächst aber beschäftigen wir uns mit den Inhaltsstoffen des Kajalstifts: Basis sind Wachse, Öle und Farben.

Wachse

- Bienenwachs ist das Grundgerüst eines Stifts und sorgt für die Basiskonsistenz. Es pflegt und schützt vor dem Austrocknen.
- Carnaubawachs ist ein Wachs, das erst bei ca. 70–80° C schmilzt und so die Formstabilität des Stifts gewährleistet.
- Jojobawachs ist ein schönes, leichtes, körniges Wachs, das statt Bienenwachs eingesetzt werden kann und somit vegane Produkte ergibt.

Öle

- Rizinusöl gibt wunderschönen Glanz, hat eine annehmbare Eigenfarbe und ist weitestgehend geschmack- und geruchlos.
- Jojobaöl ist ein flüssiges Wachs, daher leicht und angenehm in der Textur.

Farben

- Perlglanzpigmente: Am unkompliziertesten sind Perlglanzpigmente zu verwenden. Sie haben allerdings nicht so viel »Farbtiefe« wie normale Farbpigmente, dafür diesen wunderbaren Perlglanz!

- Matte Farbpigmente: Wenn Sie normale matte Farbpigmente verwenden wollen, dann müssen Sie vorher aus dem Öl und der Farbe einen gut gemörserten Farbbrei zubereiten!

Das Befüllen

Die meisten der angebotenen leeren Kajalstifte sind sehr schmal, aber mit einigem Geschick und Übung gut zu befüllen. Als Alternative dazu können Sie aber auch Trinkhalme verwenden – das klappt dann garantiert!

Füllen in einen Party-Trinkhalm mit Laborbecherglas

Die einfachste Variante ist das Gießen in einen Party-Trinkhalm. Diese Trinkhalme entsprechen dem größeren Durchmesser eines Doppelkajalspitzers und sind ganz leicht zu befüllen:
Kürzen Sie den Halm auf die gewünschte Länge, verschließen Sie eine Öffnung mit einem Stück weich geknetetem Bienenwachs, stecken ihn in einen durchlöcherten Eierkarton, sodass er aufrecht steht. Rühren Sie die Farbmasse in einem Laborbecherglas mit Schnabel an, denn dann können Sie den Trinkhalm direkt mit der Gießmasse befüllen! Sollten Sie kein Becherglas zur Verfügung haben, ziehen Sie die Masse in einer Spritze (ohne Nadel) hoch und füllen sie zügig in den Trinkhalm.
Nach ca. 15 Minuten ist der Stift fest genug, um ihn vor dem Zuspitzen noch für weitere 30 Minuten in den Tiefkühlschrank zu legen. Dann erst zuspitzen!

Hier die wirklich einfachste Methode:

Füllen mithilfe eines Papiertrichters

Genial einfach. Dies hat mein Mann erfunden, als er sah, wie aufwendig das Befüllen mit der Spritze war. Ja, ja, diese praktischen Männer …
Aus einem schmalen Papierstreifen formen Sie ein kleines Minitrichterchen mit kleiner Öffnung unten. Halten Sie den Stift senkrecht ganz knapp über eine dicke Serviette oder Küchenrolle. Papiertrichter oben in den Stift stecken, Farbmasse eingießen und in dem Moment, wenn unten

die Farbe austritt, den Stift auf die Küchenrolle pressen. Der Rest befüllt sich mit der im Trichter befindlichen Farbmasse. Noch ca. 30 Sekunden den Stift aufrecht halten, dann den Trichter herausziehen. Den Trichter können Sie nun wegwerfen, den Stift geben Sie für 30 Minuten in den Tiefkühler, bevor Sie ihn anspitzen.

Füllen der Jumbo-Kajalstifte

Einfacher geht es mit den modernen Jumbo-Pencils. Sie haben eine Steckkappe an einem und einen Spitzenschutz am anderen Ende. Mit der Kappe verschließen Sie den Stift, stecken ihn zur Stabilität in einen Eierkarton und gießen die Masse direkt aus dem Becherglas in den Jumbostift. Randvoll anfüllen, 2–3 Minuten warten, bis der Stift etwas fester geworden ist, und für 30–60 Minuten in den Tiefkühler legen.
Wunderbar sehen die Kajalstifte mit Perlglanz am Lid aus, Sie können aber auch matte Farbpigmente (Eisenoxide) für die Stifte verwenden. Sie sind farbintensiver.

Tipp

Nehmen Sie beim Herstellen von Stiften mit matten Farbpigmenten 1 g mehr Öl. Verreiben Sie die Farben gut in einem Mörser oder mit einem Teelöffelrücken in einer Teetasse, sodass keine Klümpchen mehr zu sehen sind. Nun kratzen Sie die Farbe heraus, mischen sie mit den Wachsen und verschmelzen alles miteinander. Meist bleibt ein größerer Teil Farbe und Öl im Mörser zurück, den Sie durch die höhere Menge an Öl wettmachen!
Mehr Infos über Stifte gießen finden Sie im Internet auf www.youtube.com unter dem Stichwort »Schminkstifte herstellen«.

Einfacher Kajal mit Perlglanzpigmenten (1 Stift)

3 g Rizinusöl
1,5 g Jojobaöl
1 g Carnaubawachs
1 g Bienenwachs
2 g Perlglanzpigmente nach Wahl

- Öl, Carnaubawachs und Bienenwachs schmelzen. Perlglanzpigment unterrühren.
- Nun die Masse in einen hohlen Trinkhalm gießen oder mithilfe eines Papiertrichterchens in die senkrecht aufgestellte leere Kajalstifthülle füllen.
- Den Kajalstift für 20 Minuten in den Tiefkühler geben und dann zuspitzen.
- Sollte der Stift zu weich sein, so geben Sie beim nächsten Mal 2 oder 3 Carnaubawachsschuppen hinzu.

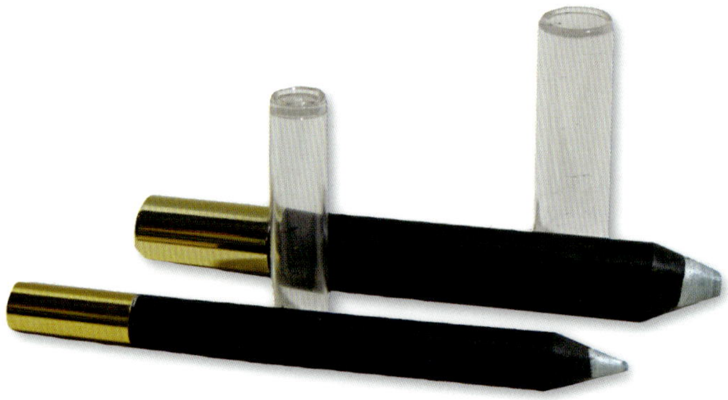

Beispiel mit 1,7 g Perlglanz Silberweiß und 0,2 g Perlglanz Hellblau.

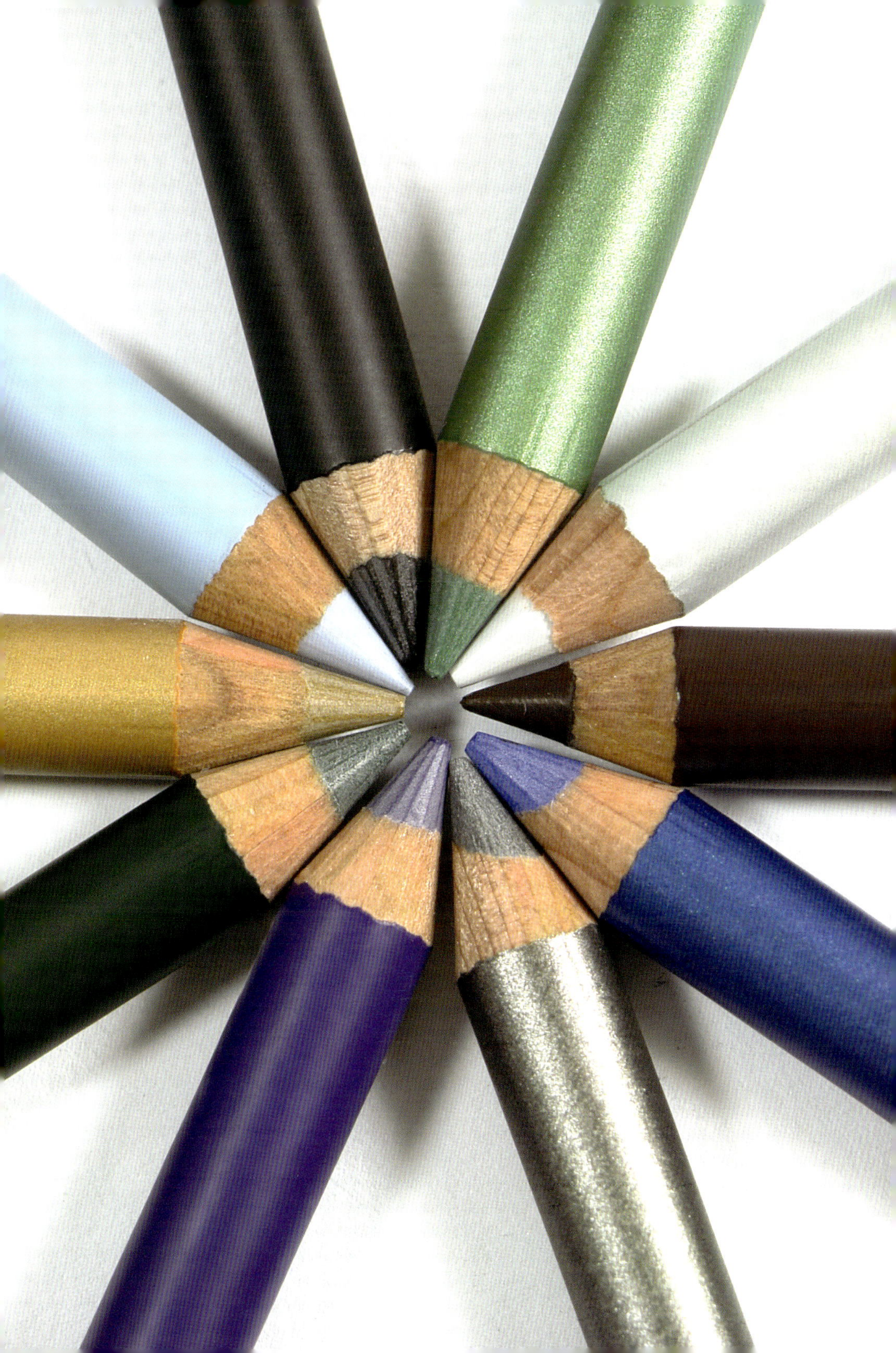

Pflegender Kajal mit Perlglanzpigmenten (1 Stift)

3 g Squalan
1,5 g Jojobaöl
1,1 g Carnaubawachs
3 g Jojobawachs
2 g Perlglanzpigmente nach Wahl

- Squalan, Jojobaöl, Carnaubawachs und Jojobawachs schmelzen. Perlglanzpigment unterrühren.
- Nun die Masse in einen hohlen Trinkhalm gießen oder mithilfe eines Papiertrichterchens in die senkrecht aufgestellte leere Kajalstifthülle füllen.
- Den Kajalstift für 20 Minuten in den Tiefkühler geben und dann zuspitzen.
- Sollte der Stift zu weich sein, so geben Sie beim nächsten Mal 2 oder 3 Carnaubawachsschuppen hinzu.

Lang haftender Kajal mit Perlglanzpigmenten (1 Stift)

3 g Jojobaöl
2 g Squalan
2 g Bienenwachs (weiß)
1 g Carnaubawachs
0,8 g Cetylalkohol
2 g Perlglanzpigmente nach Wahl

- Squalan, Jojobaöl, Carnaubawachs und Bienenwachs schmelzen. Perlglanzpigment unterrühren.

- Nun die Masse in einen hohlen Trinkhalm gießen oder mithilfe eines Papiertrichterchens in die senkrecht aufgestellte leere Kajalstifthülle füllen.
- Den Kajalstift für 20 Minuten in den Tiefkühler geben und dann zuspitzen.
- Sollte der Stift zu weich sein, so geben Sie beim nächsten Mal 2 oder 3 Carnaubawachsschuppen hinzu.

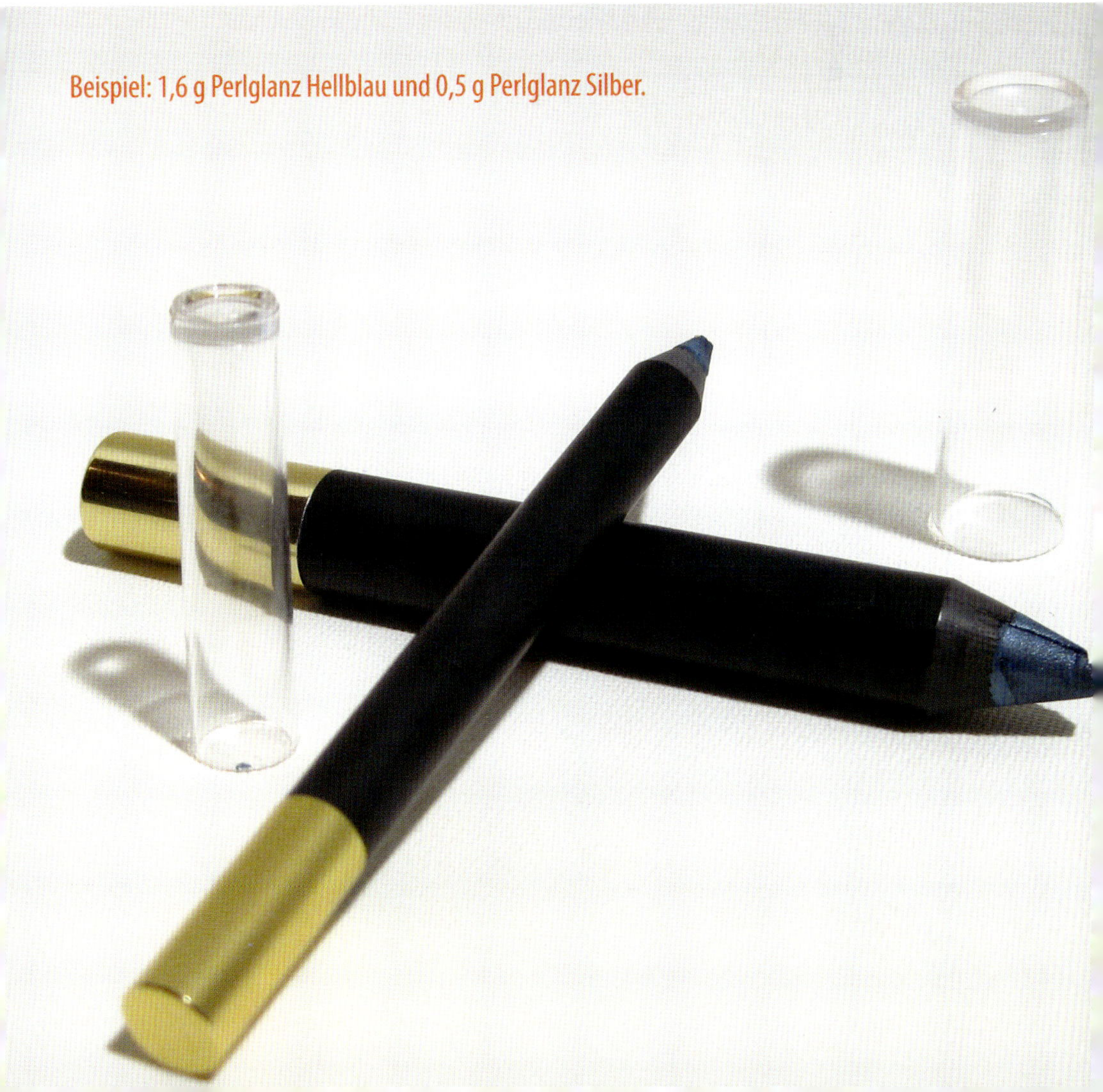

Beispiel: 1,6 g Perlglanz Hellblau und 0,5 g Perlglanz Silber.

Eyeliner

Flüssiger Eyeliner

Fettphase
0,8 g Lamecreme
1,3 g Squalan

Wasserphase
7 g Wasser
0,5 g Sorbit

Zusätze
0,3 g Gummi Arabicum
1 ml Weingeist
2 Tr. Aloe vera 10-fach
2 g Perlglanzpigmente

Konservierung
1–2 Tr. Paraben K

- Lamecreme und Öl werden geschmolzen. In separatem Gefäß Wasser und Sorbit erhitzen, schnell in die Fettmenge rühren, bis eine dünne Lotion entsteht.
- Gummi Arabicum und den Alkohol unterrühren. Wenn zu dick, mit destilliertem Wasser teelöffelweise verdünnen.
- Die Farbmasse in eine Spritze füllen und ohne abzusetzen in das Eyeliner-Fläschchen spritzen.

Wichtig: Beim Einfüllen mit der Spritze nicht zaghaft sein, sondern kräftig mit starkem Druck hineinspritzen, sodass sie wirklich von unten aufgefüllt wird. Lassen Sie oben in der Einfüllöffnung etwas Luft, sonst bleibt die Farbe im Flaschenhals stecken und quillt plötzlich heraus!

Gel-Eyeliner

1 g Weingeist
0,1 g Xanthan

Von dieser Mischung 0,5 g in
9 g Rosenwasser
5 Tr. Fluidlecithin super
10 Tr. Squalan
1,8 g Farbpigmente

Eine interessante, kalt gerührte Variante, die recht schnell trocknet.

- Weingeist mit Xanthan vermischen und von dieser Mischung 0,5 g in das Rosenwasser geben und sofort mixen.
Nun nach und nach Fluidlecithin super, Squalan und die Farbe einrühren.
- Eventuell noch mit ein wenig Weingeist verdünnen.

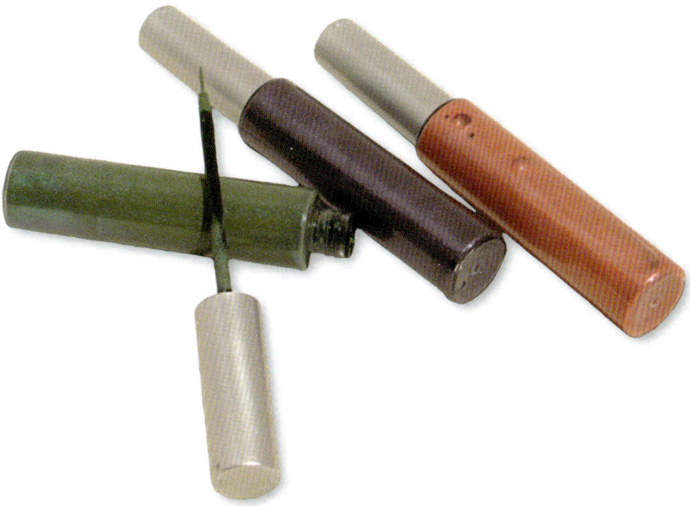

Flüssiger Eyeliner. Links: 0,5 g Farbpigment Chromoxid (grün) und 1 g Perlglanz Goldgrün.
Mitte: 1 g Perlglanz Purple Lila, 0,3 g Veilchenperl und 0,2 g Perlglanz Seidenschwarz.
Rechts: 1 g Perlglanz Purple Lila und 0,5 g Perlglanz Silber.

Eyeliner auf Gelbasis

1,5 g Weingeist
0,1 g Xanthan
0,2 g Gummi Arabicum
8 g Wasser oder Aloe-vera-Wasser

1 g Bienenwachs oder
2 g Jojobawachs
7 Tr. Squalan
1,5 g Perlglanzpigment oder
1 g mattes Farbpigment

- Wasser auf ca. 65° C erwärmen und das Xanthan schnell hineinmixen. Danach Gummi Arabicum ins noch heiße Wasser geben, vermixen und zur Seite stellen.
- Bienenwachs mit dem Squalan schmelzen. Die noch warme Wasser-Gel-Mischung nun in die Fettmasse geben und gut verrühren.
- Die heiße Flüssigkeit schnell in eine Spritze oder, wenn Sie geschickt sind, direkt in das Eyeliner-Fläschchen geben!

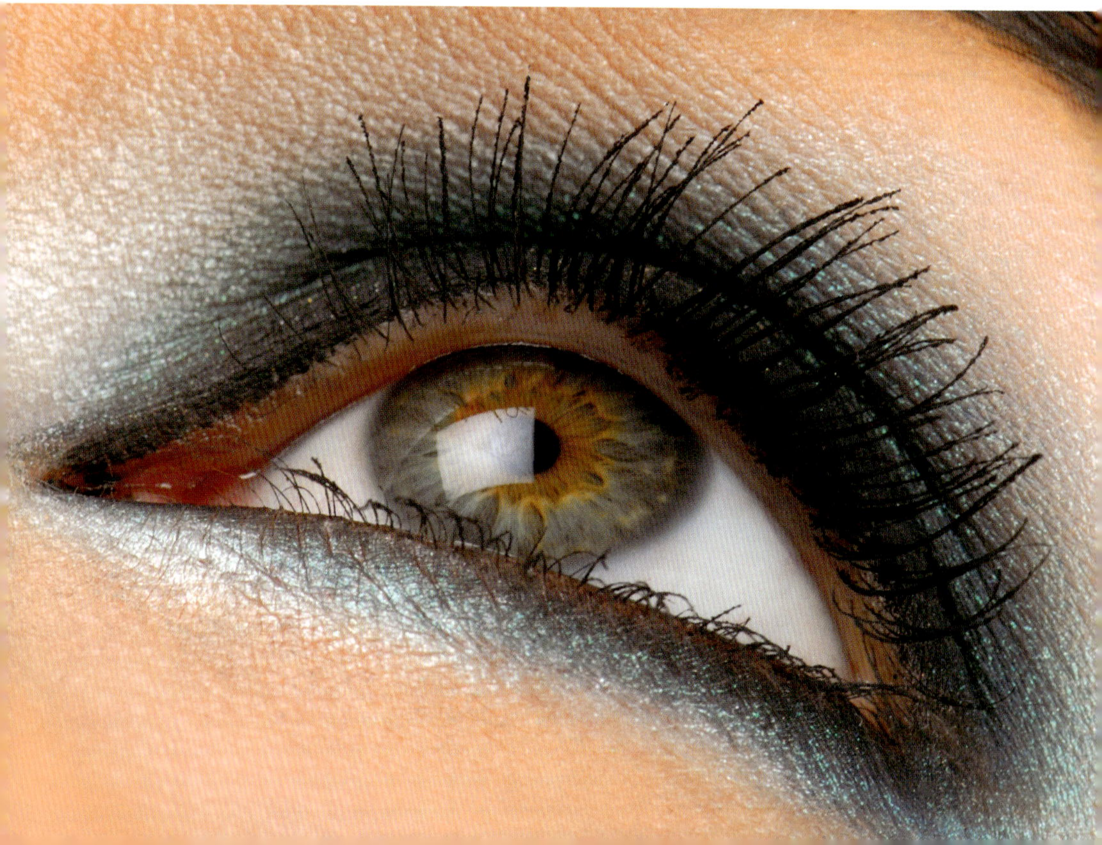

Wimperntusche (Mascara)

Einfache Wimperntusche

Fettphase 1,2 g Lamecreme 2 g Rizinusöl	**Wasserphase** 10 g Aloe-vera-Wasser 0,5 g Sorbit
Zusätze 0,5 g Gummi Arabicum 2 g matte Farbpigmente oder 2,5 g Perlglanzpigmente	**Konservierung** 2 Tr. Paraben K

Lamecreme und Öl werden geschmolzen. In separatem Gefäß Wasser und Sorbit erhitzen und schnell in die Fettmenge rühren, bis eine lotionartige Creme entsteht.

Etwas abkühlen lassen und Gummi Arabicum und Paraben K unterrühren. Wenn zu dick, mit destilliertem Wasser teelöffelweise verdünnen.

Geben Sie die Farbpigmente mit einem kleinen Teil der Creme in ein Gefäß und verreiben sie zu einer Paste. Diese kratzen Sie dann heraus und geben sie zu der restlichen Creme. Mithilfe einer Spritze in das Mascara-Fläschchen spritzen.

Wenn Sie Perlglanzpigmente nehmen möchten, dann brauchen Sie die Farbe nur in die Fettphase zu geben, ohne sie zu verreiben. Sehr gut eignen sich z. B. Seidenschwarz, Bronze oder Schokoglanz (dunkles Braun).

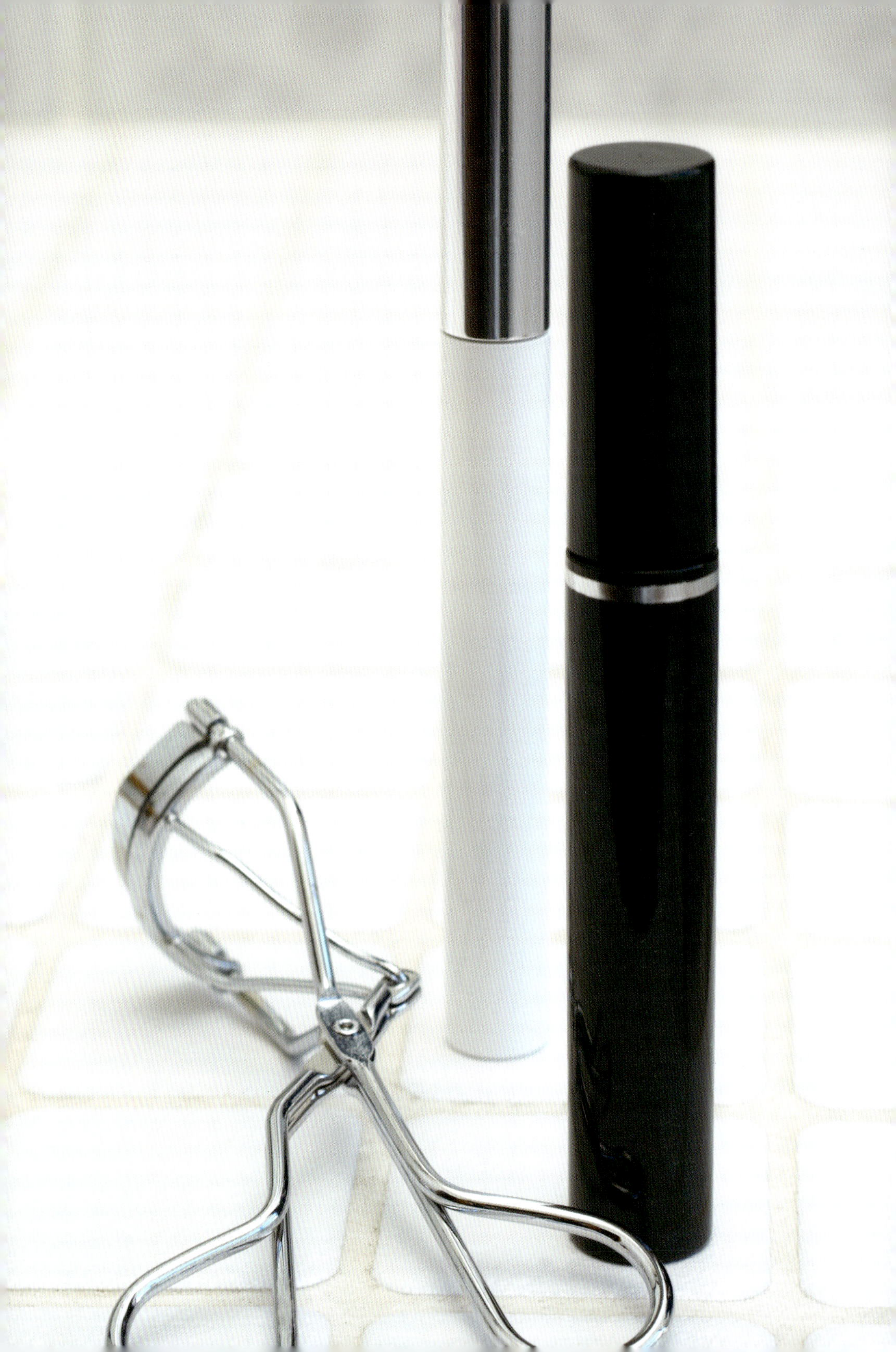

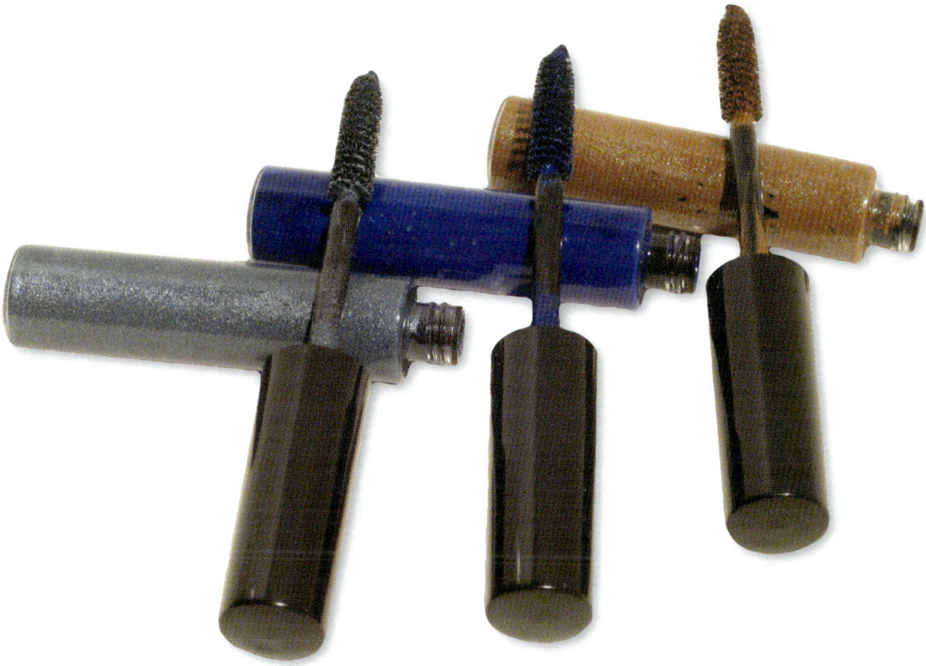

Mascara. Links: 1,5 g Perlglanz Hellblau und 0,2 g Perlglanz Seidenschwarz.
Mitte: 1,5 g Farbpigment Dunkelblau. Rechts: 0,6 g Perlglanz Dunkelbraun,
0,5 g Perlglanz Karatgold und 0,4 g Perlglanz Goldgrün.

Seien Sie mutig und verwenden Sie mal ausgefallene Farben wie Grün oder Rosa für kesse Strähnchen im Haar!

Wasserfeste Wimperntusche

Hier lernen Sie ein neues Produkt kennen: Hexa-Copolymer. Das ist ein synthetischer, zähflüssiger Filmbildner, der Mascara oder Eyeliner wasser- und wischfest macht. Für Wimperntusche gilt eine Einsatzkonzentration von 1–3%. Normalerweise möchte ich so wenig Chemie wie möglich im Produkt, aber ohne dieses wird es leider nicht wasserfest!

Wasserfeste Wimperntusche

1 Fettphase

- 1 g Lamecreme
- 2 g Squalan
- 0,4 g Hexa-Copolymer

2 Wasserphase

- 8 g destilliertes Wasser
- 0,4 g Sorbit

3 Zusätze

- 0,5 g Gummi Arabicum
- 2 g Perlglanzpigmente oder
- 1,5 g matte Farbpigmente

4 Konservierung

- 1 Tr. Paraben K oder
- 2 Tr. Biokons

- Lamecreme, Squalan und Hexa-Copolymer werden geschmolzen. In separatem Gefäß Wasser und Sorbit erhitzen und schnell in die Fettmenge rühren, bis eine lotionartige Creme entsteht.
- In diese Lotion nun Gummi Arabicum unterrühren und 1 Minute quellen lassen.
- Nun Paraben K als Konservierung unterrühren. Wenn die Masse zu dick erscheint, mit destilliertem Wasser teelöffelweise verdünnen.
- Nun die Perlglanzpigmente oder die mit ein wenig Öl angelösten matten Farbpigmente unterrühren.
- Die Masse mithilfe einer Spritze in das Mascara-Fläschchen spritzen.

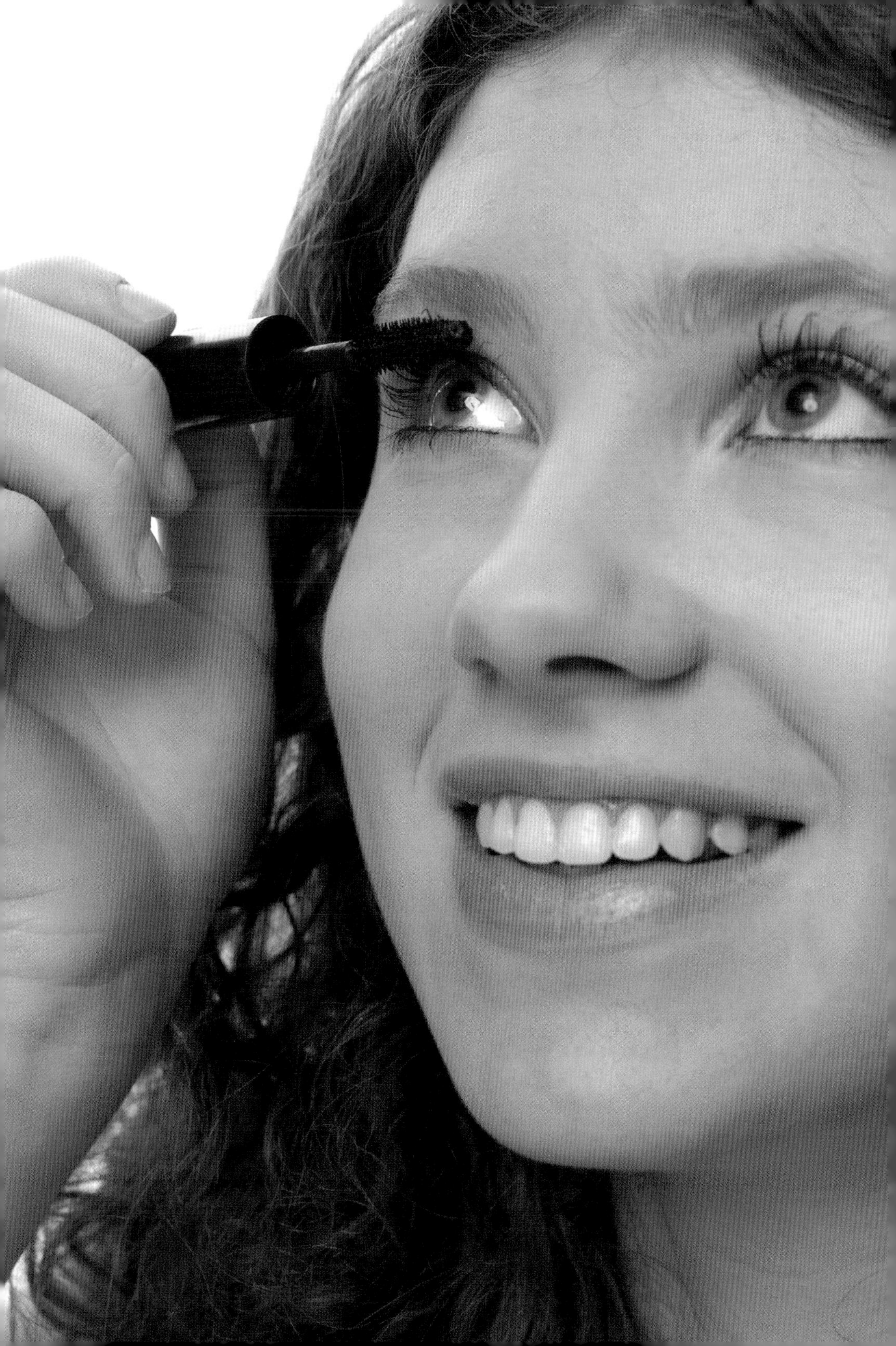

Verdichtende Wimperntusche

Fettphase

2 g Rizinusöl
1 g Brokkolisamenöl
1 g Lamecreme

Wasserphase

8 g destilliertes Wasser
0,6 g Sorbit
0,1 g Xanthan (ein paar Krümel)

Zusätze

0,4 g Gummi Arabicum
0,6 g Seidenpulver
2 g Perlglanzpigmente oder
1,5 g matte Farbpigmente

Konservierung

1 Tr. Paraben K oder
2 Tr. Biokons

Seidenpulver verdichtet die Wimpern und gibt ihnen einen schönen Schwung. Halten Sie sich bitte genau an die Dosierung, sonst gibt's Krümel!

- Lamecreme und Öl werden geschmolzen. In separatem Gefäß Wasser, Xanthan und Sorbit erhitzen, schnell in die Fettmenge rühren, bis eine lotionartige Creme entsteht.
- Etwas abkühlen lassen und Gummi Arabicum und Paraben K unterrühren. Wenn zu dick, mit destilliertem Wasser teelöffelweise verdünnen.
- Geben Sie die Farbpigmente mit einem kleinen Teil der Creme in ein Gefäß und verreiben sie zu einer Paste. Diese kratzen Sie dann heraus und geben sie zu der restlichen Creme.
- Die Masse mithilfe einer Spritze in das Mascara-Fläschchen spritzen.
- Bei Verwendung von Perlglanzpigmenten reicht bloßes Unterrühren.

Lippenprodukte

Lippenstifte

Die größte Herausforderung für die »Selbstrührerin« war schon immer die Herstellung von Lippenstiften. Nicht nur das Mischen der richtigen Farbe, sondern auch die richtige Textur zu finden ist schwierig. Die Frage »Was erwarte ich von meinem Lippenstift?« hilft, die passenden Rohstoffe auszusuchen.

Soll er pflegend oder »kussecht« sein?
Soll er stark färben oder nur leicht tönen?
Soll er stark glänzen oder darf er ruhig etwas matter sein?
Soll er weich und soft sein oder eher trocken und lange anhaltend?

Sie sehen, es gibt unendlich viele Varianten von Lippenstiften. Prinzipiell gilt, je weicher und glänzender, desto pflegender ist er, aber bei solch einem Produkt hält meist die Farbe nicht so lange und bleibt gerne an Gläserrändern und Bestecken haften. Je »trockener«, desto länger hält er, das geht allerdings oft zu Lasten der Pflege. Die richtige Textur auszusuchen ist eine ganz individuelle Sache. Ich gebe Ihnen hier ein paar Beispiele, die einige der vielen Erwartungen an einen Lippenstift erfüllen können.
Lippenstifte bestehen im Wesentlichen aus Ölen, Wachsen, Pigmenten und pflegenden Wirkstoffen. Diese Wirkstoffe sind notwendig, da die Pigmente die Lippen leicht austrocknen, daher muss ein wenig vorgebeugt werden. Aber bereits die Auswahl der Öle und Wachse bestimmt, wie sich der Lippenstift später anfühlt, wie gut er die Farbe abgibt und wie lange diese Farbe anhält.

Die wichtigsten Zutaten für eine Lippenstift-Basis sind:

Öle und Fette

- Rizinusöl gibt wunderschönen Glanz, hat eine neutrale Eigenfarbe und ist geschmacklos.
- Jojobaöl ist ein flüssiges Wachs und daher leicht und angenehm in der Textur. Es gilt in der Lippenpflege als trockenes Öl für lang anhaltende Farbe.
- Brokkolisamenöl ist ein »nicht fettendes« Öl. Es gilt als leicht, nicht beschwerend, weich machend und ist in der Wirkung Silikon ähnlich. Hagebutten-/Wildrosenöl wirkt besonders bei trockenen Lippen pflegend und schützend.
- Lanolin hilft, einen cremigen, pflegenden Lippenstift zu kreieren, der die Farbe besonders gut verteilt.
- Sheabutter ist ein pflegendes, festes Fett und ein guter Konsistenzgeber.
- Kakaobutter ist ein pflegender, sehr guter Konsistenzgeber, sie gilt ebenfalls als festes Fett.

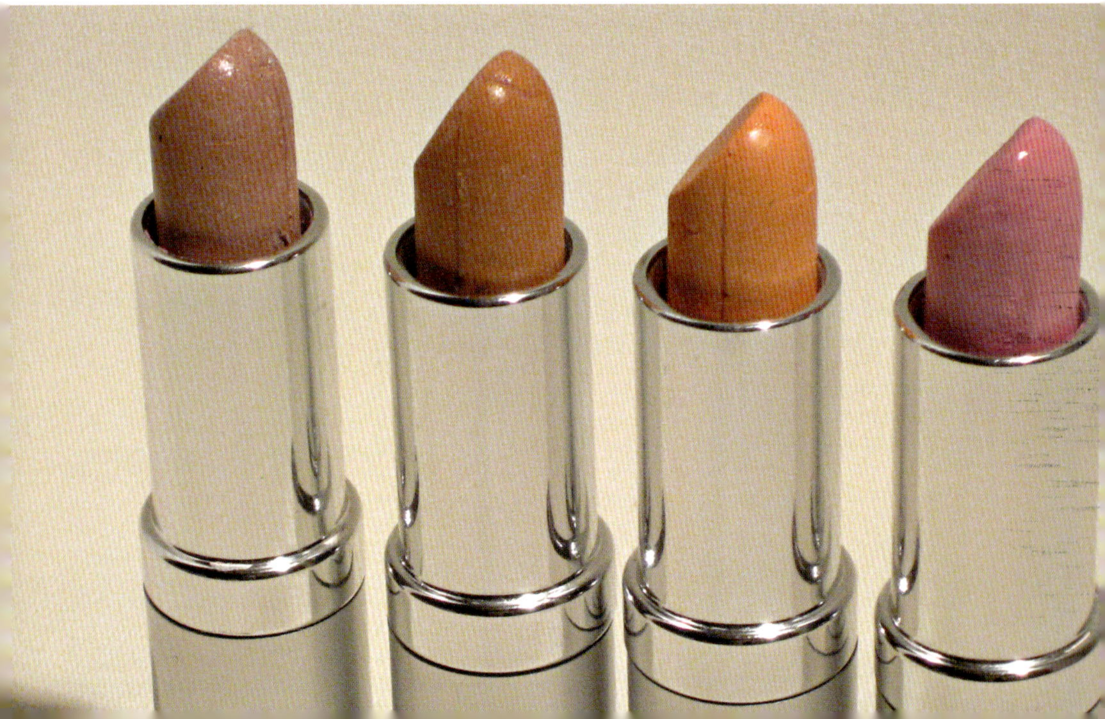

Wachse

- Bienenwachs ist das Grundgerüst eines Lippenstifts und sorgt für die Basiskonsistenz, es pflegt und schützt die Lippen vor dem Austrocknen.
- Carnaubawachs ist ein Wachs, das erst bei ca. 70–80° C schmilzt und so die Formstabilität des Lippenstifts gewährleistet.
- Jojobawachs, ist ähnlich dem Candelillawachs ein leichtes, nicht klebriges Wachs mit wunderbar pflegenden Eigenschaften. Eine vegane Alternative zu Bienenwachs.

Wirkstoffe

- Vitamin E (Tocopherol) wirkt zellerneuernd und pflegend und hilft, das Ranzigwerden der Öle zu verzögern.
- Squalan ist ein trockenes Öl mit herrlich pflegenden und schützenden Eigenschaften. Wird statt Silikon verwendet, glättet und verfeinert die empfindliche Lippenhaut.
- Glycerin wirkt feuchtigkeitsspendend und pflegend.
- Lecithin CM hat eine gute Feuchtigkeitsbindung, wirkt pflegend und leicht rückfettend.

Und natürlich die wichtigste Zutat: die Farben!
Hier gilt, was schon im Kapitel »Farben und Pigmente« (S. 15 ff.) ausführlich beschrieben wurde: Matte Farbpigmente geben intensive Farbe und müssen, wenn Sie eine Farbmischung bereiten wollen, miteinander verrieben werden. Dafür haben wir ab Seite 40 mehrere Methoden vorgestellt.
Perlglanzpigmente lassen sich wie in einem Farbkasten untereinander vermischen, ohne verrieben zu werden, einfaches Verrühren oder Verschütteln in einem Schraubdöschen genügt. Sie geben diesen wunderbaren Glitterglanz an die Lippen ab.
Bei einer Mischung aus beidem geben Sie in Ihre matte Farbpigmentmischung nach dem Verreiben als Highlight ein wenig Perlglanzpigment dazu.

Das Füllen in die Gießformen

- Gießform mit Öl ausfetten und mit einem Gummiring gut zusammenpressen, sodass die Masse nicht entweichen kann.
- Bei ca. 60° C die Masse umfüllen. Ist die Masse zu kalt, gibt es Rillen.
- Hat sich nach kurzer Zeit ein Trichter gebildet, so kann man die Reste im Becher nochmals aufschmelzen und den Trichter auffüllen.
- Gießform in den Kühlschrank (1 Stunde) oder ins Gefrierfach (20 Minuten) stellen.
- Lippenstift aus der Form herauslösen und vorsichtig in den vollständig herausgedrehten Lippenstifthülsenboden setzen (manchmal muss mit einem Messer zurechtgeschnitten werden!), arretieren, zurückdrehen und verschließen.
- Wenn ein Stift einmal misslingt, einfach wieder einschmelzen und korrigieren.

Vorbereiten von Lippenstiftbasen

Da ein Lippenstift oder auch ein Lipgloss maximal 5–7 g/ml Inhalt hat und Sie vielleicht keine Präzisionswaage für Kleinstmengen haben, stellt man eine Basismischung her, die für mehrere Produkte reicht. Die restliche Masse kann man in den Kühlschrank stellen, sie hält sich monatelang frisch und kann für die nächsten Stifte wieder verwendet werden!

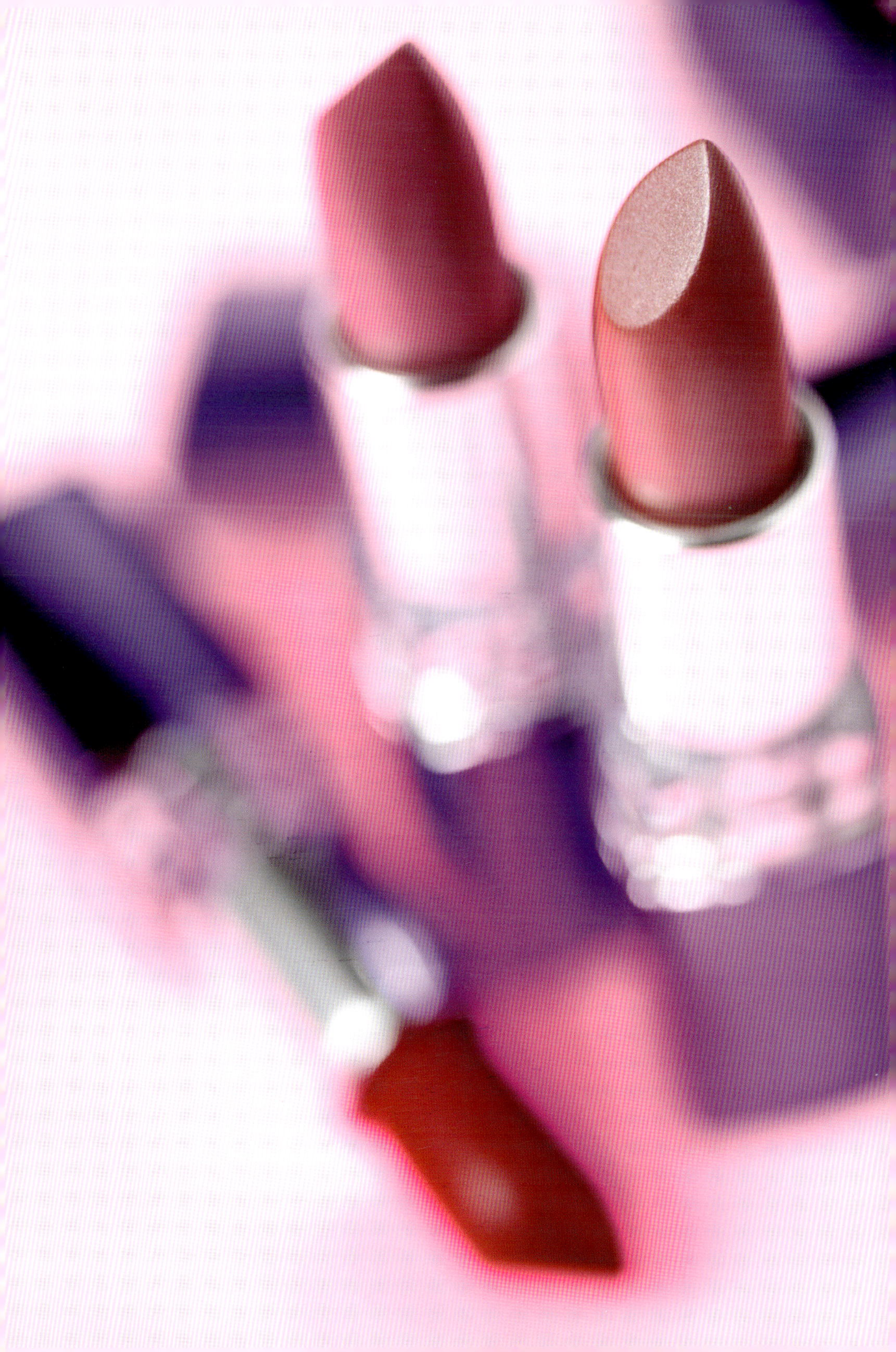

Basis 1: Lippenstift mit seidigem Glanz (ca. 5 Stifte)

20 g Rizinusöl
4 g Kakaobutter
4 g Lanolin
4 g Bienenwachs weiß
2 g Carnaubawachs

Einfache, kostengünstige Lippenstiftbasis mit seidigem Glanz

- Rizinusöl mit Bienenwachs und Carnaubawachs in einem kleinen Laborbecher schmelzen und vom Herd nehmen. Nun erst die Kakaobutter dazugeben und von der Restwärme schmelzen lassen. Diese Masse im Kühlschrank als Basis aufbewahren.

Basis 2: Lippenstift à la Hollywood (ca. 5 Stifte)

14 g Rizinusöl
7 g Lanolin
5 g Sheabutter
1 g Squalan
1 g Avocadin
8 g Jojobawachs oder
4 g Bienenwachs
2 g Carnaubawachs
10 Tr. Lysolecithin oder
Fluidlecithin super
6 Tr. Vitamin E
6 Tr. Glycerin

Pflegende, hochglänzende Lippenstiftbasis à la Hollywood

- Rizinusöl mit Squalan, Lanolin, Avocadin und den Wachsen in einem Laborbecher oder in einem kleinen Schüsselchen im Wasserbad schmelzen und vom Herd nehmen.
- Nun erst die Sheabutter dazugeben und von der Restwärme schmelzen lassen (Sheabutter mag es nicht allzu heiß).
- Vitamin E, Glycerin und Lecithin darunter rühren. Diese Masse im Kühlschrank als Basis aufbewahren.

Nicht ganz so pflegend aber annähernd »kussecht« werden Lippenstifte mit folgender Basis:

Basis 3: Lippenstift für lang anhaltende Farbe (ca. 5 Stifte)

12 g Rizinusöl
6 g Hagebutten-/Wildrosenöl
6 g Jojobaöl
3 g Bienenwachs (weiß)
1,5 g Carnaubawachs
10 Tr. Vitamin E
10 Tr. Glycerin

- Rizinusöl mit Jojobaöl, Hagebuttenöl und den Wachsen in einem Laborbecher oder in einem kleinen Schüsselchen im Wasserbad schmelzen und vom Herd nehmen.
- Vitamin E und Glycerin darunter rühren. Kaltstellen oder gleich verwenden!

- Bewahren Sie diese Basismischungen für Lippenstifte in einem Schraubdöschen im Kühlschrank auf. Diese Mischung hält 6 Monate lang frisch. Für einen Stift benötigen Sie ca. 4–6 g der fertigen Basismischung und 1–2 g Pigmente.
- Mischen Sie sich nun eine Farbe Ihrer Wahl und geben Sie davon ca. 2 g in die geschmolzene Fettmasse – in die Form gießen, auskühlen lassen, herausnehmen, fertig!
- Farbpigmente riechen im feuchten Zustand gerne nach »nasser Mauer«, daher empfehle ich die Produkte mit Lebensmittelaroma leicht zu beduften.

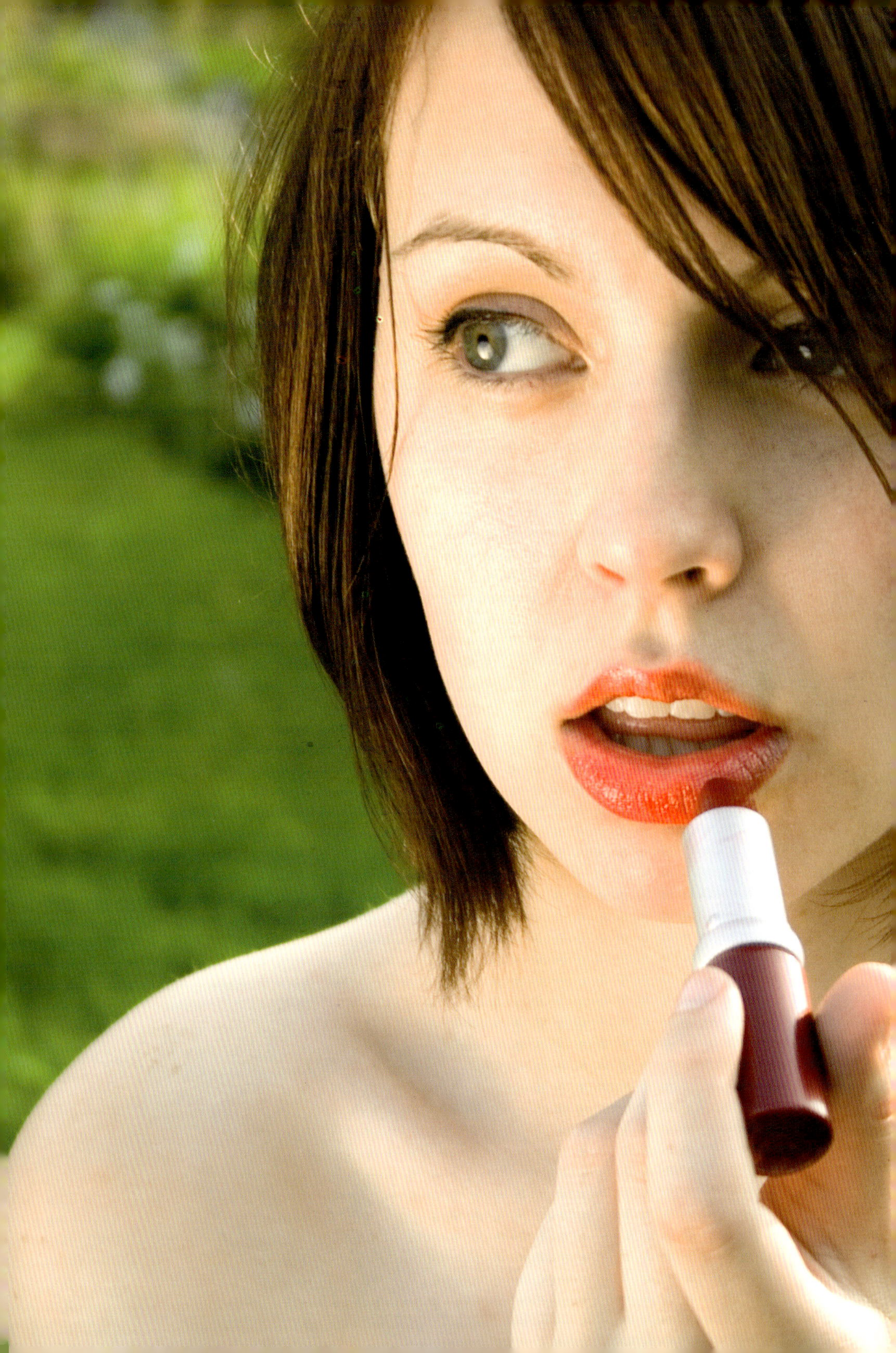

1 Stück fertiger Lippenstift

5 g Fettmasse von der fertigen Basismischung 1, 2 oder 3
2 g Perlglanzpigmente
2 Tr. Vitamin E

- Fettmasse im Becherglas schmelzen, Vitamin E und Pigmente dazugeben und in die ausgefettete Lippenstiftform füllen.

Im Folgenden finden Sie ein paar Farbvorschläge, die Sie gerne ein wenig umändern können. Nochmals zur Erinnerung:

- Aufhellen mit Weiß (Perlweiß, Silberweiß oder für pastellige Farben Titanoxid)
- Schillernd mit Gold, Bronze oder Kupfer
- Natur-Herbsttöne mit matten Farbpigmenten wie Dunkelbraun mit Titanoxid und Gelb, Mattrot mit Titanoxid und Perlglanz Gold
- Dramatisch mit Le Rouge und Gold oder Kupfer etc.

Lippenstift Tibetan

6 g Lippenstiftbasis 1, 2 oder 3
0,4 g Farbpigment Titanoxid (weiß)
1 g Perlglanz Seidenweiß
0,7 g Perlglanz Tibetan Ocre
2 Tr. Vitamin E

Lippenstiftbasis erwärmen, Titanoxid leicht anmörsern, Vitamin E und die Perlglanzpigmente einrühren, dann in die ausgefettete Lippenstift-Gießform füllen.

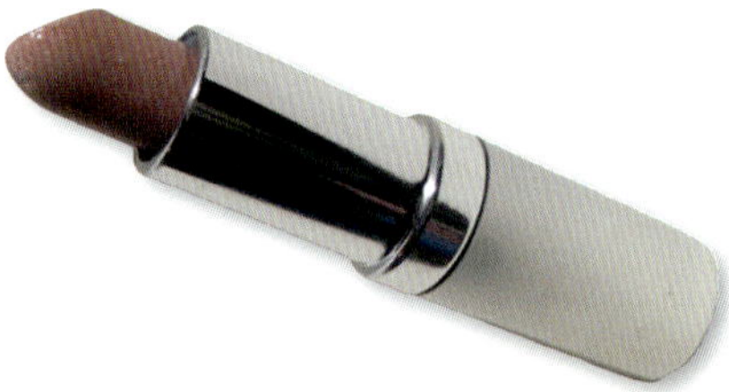

Lippenstift Soft Rouge

6 g Lippenstiftbasis 1, 2 oder 3
0,2 g Perlglanz Le Rouge
1 g Perlglanz Seidenweiß
0,5 g Feingold
2 Tr. Vitamin E

Lippenstiftbasis erwärmen, Titanoxid leicht anmörsern, Vitamin E und die Perlglanzpigmente einrühren, dann in die ausgefettete Lippenstift-Gießform füllen.

Lippenstift Nude

6 g Lippenstiftbasis 1, 2 oder 3
1,7 g Farbpigment Titanoxid (weiß)
0,1 g Farbpigment Rotbraun
0,1 g Farbpigment Rot
2 Tr. Vitamin E
1 Tr. Lebensmittelaroma

Lippenstiftbasis erwärmen, in einem Mörser Farbpigmente mit ein wenig Lippenstiftbasis zu einer Paste verreiben und zur restlichen Fettmasse geben. Vitamin E und Aroma einrühren und in die ausgefettete Lippenstift-Gießform füllen.

Lippenstift Rosarot

6 g Lippenstiftbasis 1, 2 oder 3
2 g Farbpigment Titanoxid (weiß)
ein paar Krümel Farbpigment Rot*
0,8 g Perlglanz Seidenweiß
2 Tr. Vitamin E
1 Tr. Lebensmittelaroma

*damit ist wirklich nur ein Hauch Rot gemeint, vermörsern Sie es gut, Sie werden sehen, es ergibt ein intensives Rosa!

Lippenstiftbasis erwärmen, in einem Mörser Farbpigmente mit ein wenig Lippenstiftbasis zu einer Paste verreiben und zur restlichen Fettmasse geben, nun die Perlglanzpigmente unterrühren. Vitamin E und Aroma einrühren und in die ausgefettete Lippenstift-Gießform füllen.

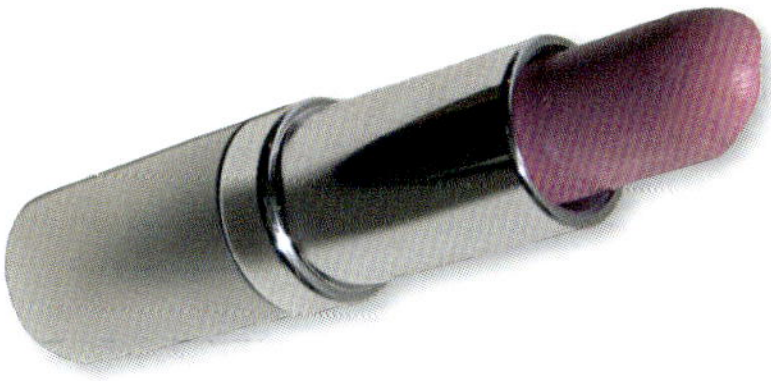

Tipp
Hier kommt der Trick mit dem Druckverschlussbeutel wieder zur Anwendung: Einen kleinen Druckverschlussbeutel mit dem Titanoxid und den anderen matten Farbpigmenten befüllen, verschließen und jetzt 1–2 Minuten fest zwischen den Handflächen reiben und kneten, bis eine kompakte Farbe entsteht. Diese Farbe in die Fettmasse mischen (oder mit ganz geringer Ölmenge in einem Mörser verreiben, dann zurück in die Hauptmasse geben) und dann erst eventuell Perlglanzpigmente zufügen.

Lippenstifte in Naturtönen

Sehr dezente Naturfarben mit leichtem, warmem Unterton, die ausgezeichnet in den Herbst passen!

Lippenstift Pfirsich

6 g Lippenstiftbasis 1, 2 oder 3
0,7 g Farbpigment Titanoxid (weiß)
0,6 g Perlglanz Seidenweiß
0,3 g Farbpigment Orange
2 Tr. Vitamin E
1 Tr. Lebensmittelaroma

Lippenstiftbasis erwärmen, in einem Mörser Farbpigmente mit ein wenig Lippenstiftbasis zu einer Paste verreiben und zur restlichen Fettmasse geben, nun die Perlglanzpigmente unterrühren. Vitamin E und Aroma einrühren und in die ausgefettete Lippenstift-Gießform füllen.

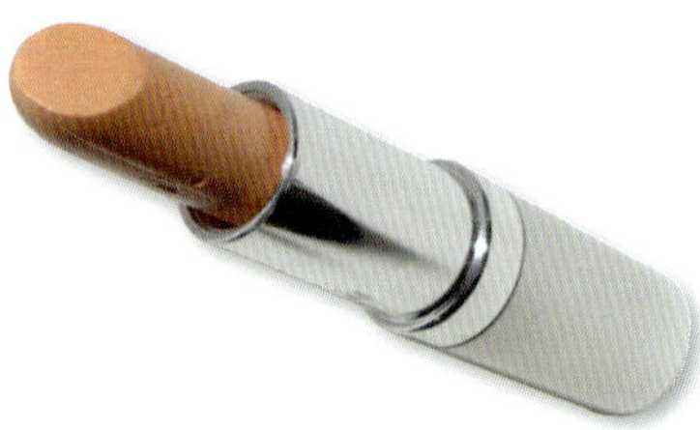

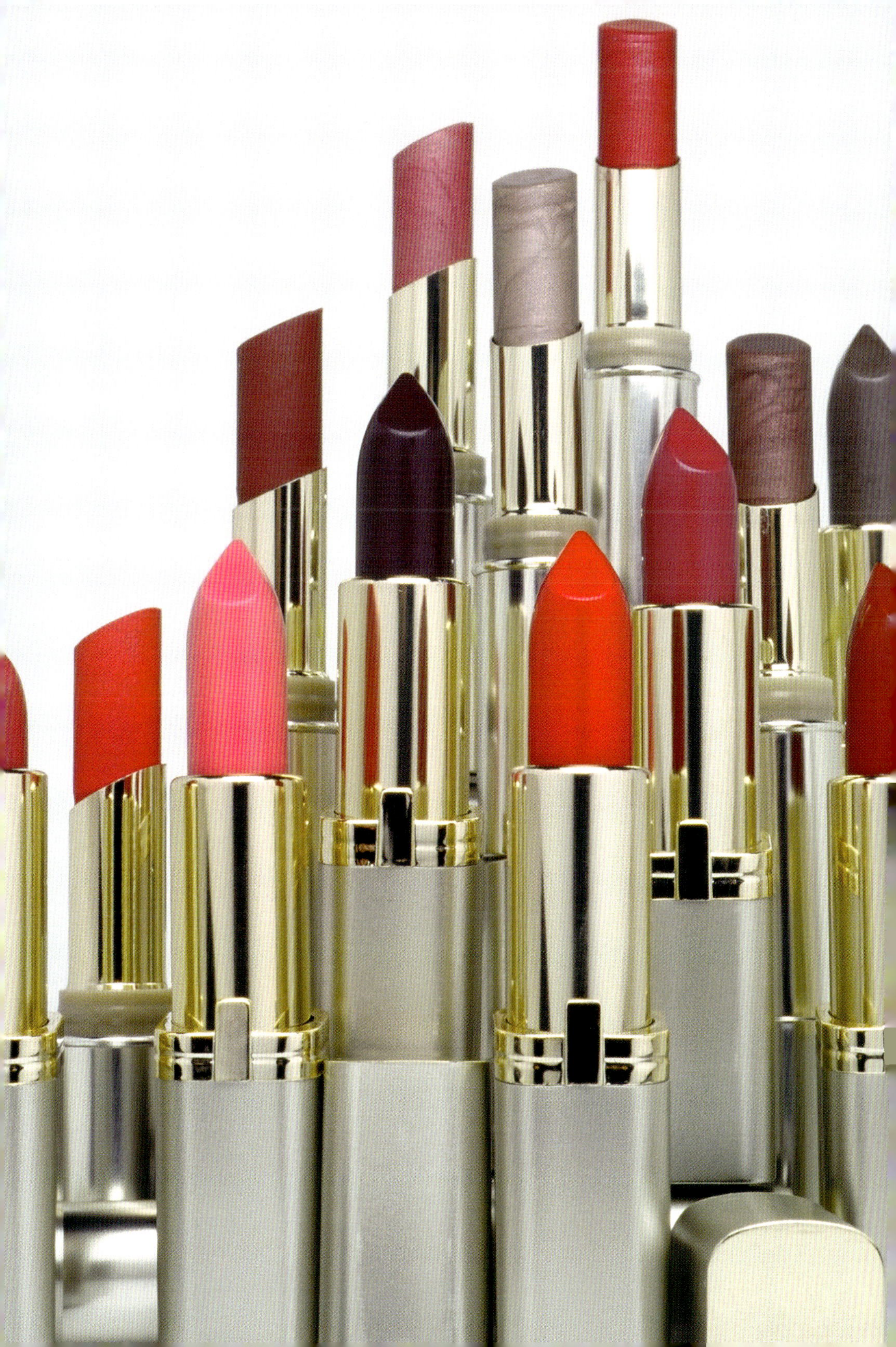

Lippenstift Rotbraun

6 g Lippenstiftbasis 1, 2 oder 3
1,4 g Farbpigment Titanoxid (weiß)
0,5 g Farbpigment Rotbraun
2 Tr. Vitamin E
1 Tr. Lebensmittelaroma

Lippenstiftbasis erwärmen, in einem Mörser Farbpigmente mit ein wenig Lippenstiftbasis zu einer Paste verreiben und zur restlichen Fettmasse geben. Vitamin E und Aroma einrühren und in die ausgefettete Lippenstift-Gießform füllen.

Lippenstift Goldbraun

6 g Lippenstiftbasis 1, 2 oder 3
1,1 g Farbpigment Titanoxid (weiß)
0,4 g Farbpigment Dunkelbraun
0,5 g Perlglanz Karatgold
2 Tr. Vitamin E
1 Tr. Lebensmittelaroma

Lippenstiftbasis erwärmen, in einem Mörser Farbpigmente mit ein wenig Lippenstiftbasis zu einer Paste verreiben und zur restlichen Fettmasse geben, nun die Perlglanzpigmente unterrühren. Vitamin E und Aroma einrühren und in die ausgefettete Lippenstift-Gießform füllen.

Lippenstift Mattpink

6 g Lippenstiftbasis 1, 2 oder 3
1,7 g Farbpigment Titanoxid (weiß)
0,1 g Farbpigment Rot
2 Tr. Vitamin E
1 Tr. Lebensmittelaroma

Lippenstiftbasis erwärmen, in einem Mörser Farbpigmente mit ein wenig Lippenstiftbasis zu einer Paste verreiben und zur restlichen Fettmasse geben. Vitamin E und Aroma einrühren und in die ausgefettete Lippenstift-Gießform füllen.

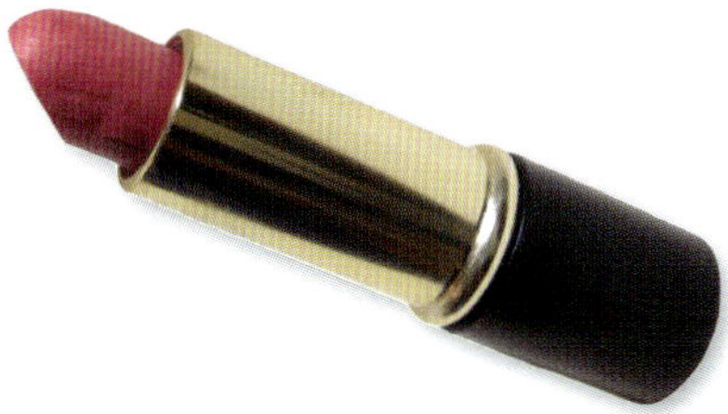

Lippenstifte in perligen Sommertönen

Diese Farben passen wunderbar zu gebräunter Sommerhaut.

Lippenstift Pink Velvet

6 g Lippenstiftbasis 1, 2 oder 3
1,5 g Perlglanz Samtrosa
2 Tr. Vitamin E

Lippenstiftbasis erwärmen, die Perlglanzpigmente und Vitamin E einrühren, dann in die ausgefettete Lippenstift-Gießform füllen.

Lippenstift Gold-Bordeaux

6 g Lippenstiftbasis 1, 2 oder 3
1 g Perlglanz Bordeaux
0,8 g Perlglanz Rotgold
2 Tr. Vitamin E

Lippenstiftbasis erwärmen, die Perlglanzpigmente und Vitamin E einrühren, dann in die ausgefettete Lippenstift-Gießform füllen.

Lippenstift Summerkiss

6 g Lippenstiftbasis 1, 2 oder 3
0,7 g Farbpigment Dunkelrot
1,3 g Perlglanz Karatgold
2 Tr. Vitamin E

Lippenstiftbasis erwärmen, mattes Farbpigment mit ein wenig Lippenstiftbasis vermörsern, die Perlglanzpigmente und Vitamin E einrühren, dann in die ausgefettete Lippenstift-Gießform füllen.

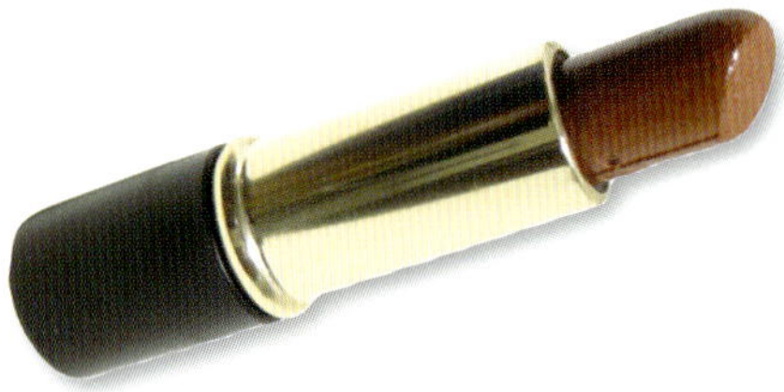

Lippenstift Deep Orange

6 g Lippenstiftbasis 1, 2 oder 3
1,2 g Farbpigment Titanoxid (weiß)
0,1 g Farbpigment Rot
0,7 g Farbpigment Orange
2 Tr. Vitamin E

Lippenstiftbasis erwärmen, in einem Mörser Farbpigmente mit ein wenig Lippenstiftbasis zu einer Paste verreiben und zur restlichen Fettmasse geben. Vitamin E einrühren und in die ausgefettete Lippenstift-Gießform füllen.

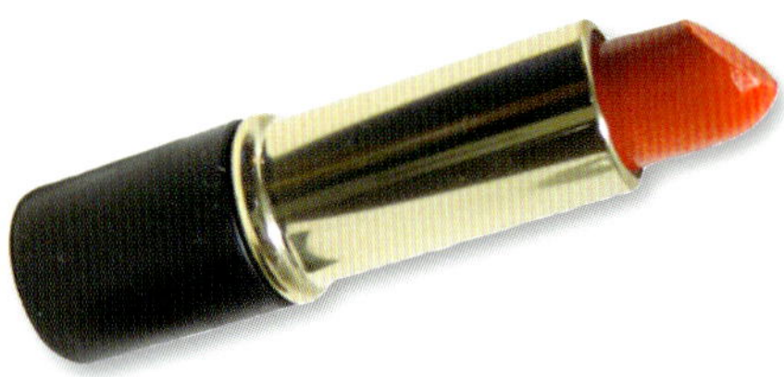

Lippenstift Tizian

6 g Lippenstiftbasis 1, 2 oder 3
1,5 g Perlglanz Sienna
0,4 g Perlglanz Kupfer
2 Tr. Vitamin E

Lippenstiftbasis erwärmen, die Perlglanzpigmente und Vitamin E einrühren, dann in die ausgefettete Lippenstift-Gießform füllen.

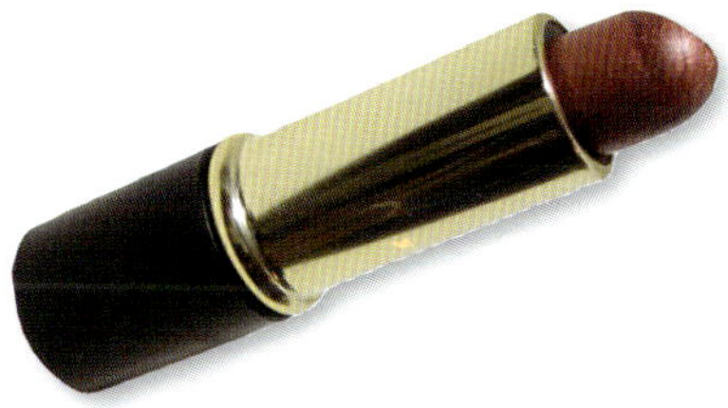

Lippenstifte bei Porzellanteint

Diese Farbtöne stehen allen mit blassem, feinem Porzellanteint sehr gut.

Lippenstift Alabaster-Pink

6 g Lippenstiftbasis 1, 2 oder 3
1,5 g Perlglanz Seidenweiß
0,4 g Perlglanz Samtrosa
0,1 g Perlglanz Feingold
2 Tr. Vitamin E

Lippenstiftbasis erwärmen, die Perlglanzpigmente und Vitamin E einrühren, dann in die ausgefettete Lippenstift-Gießform füllen.

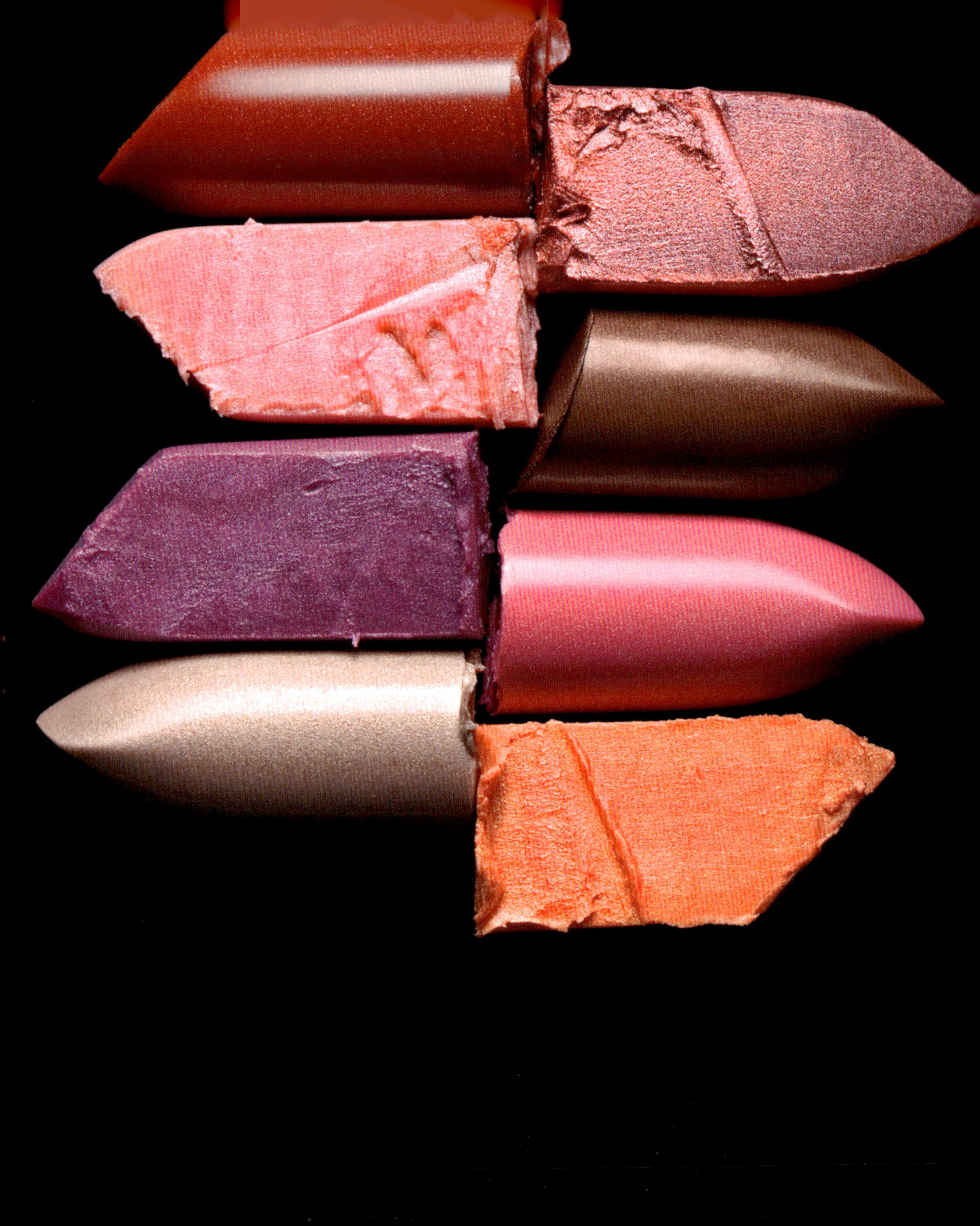

Lippenstift Pale

6 g Lippenstiftbasis 1, 2 oder 3
1,6 g Farbpigment Titanoxid (weiß)
0,2 g Farbpigment Orange
0,1 g Farbpigment Rotbraun
2 Tr. Vitamin E

Lippenstiftbasis erwärmen, in einem Mörser Farbpigmente mit ein wenig Lippenstiftbasis zu einer Paste verreiben und zur restlichen Fettmasse geben. Vitamin E einrühren und in die ausgefettete Lippenstift-Gießform füllen.

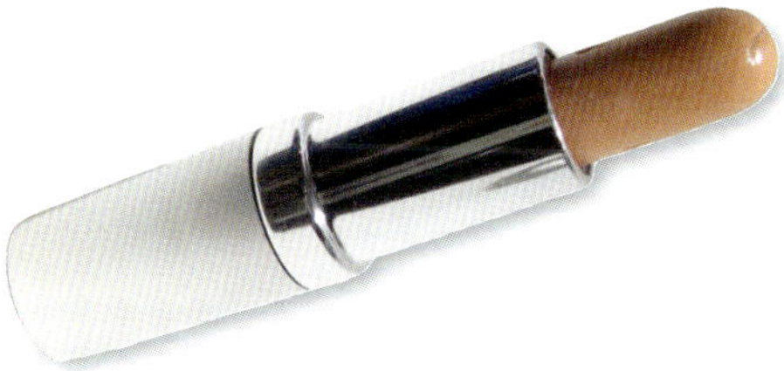

Lippenstift Sparkling Pink

6 g Lippenstiftbasis 1, 2 oder 3
1,3 g Perlglanz Silberweiß
0,5 g Perlglanz Samtrosa
0,2 g Perlglanz Rosarot
2 Tr. Vitamin E

Lippenstiftbasis erwärmen, die Perlglanzpigmente und Vitamin E einrühren, dann in die ausgefettete Lippenstift-Gießform füllen.

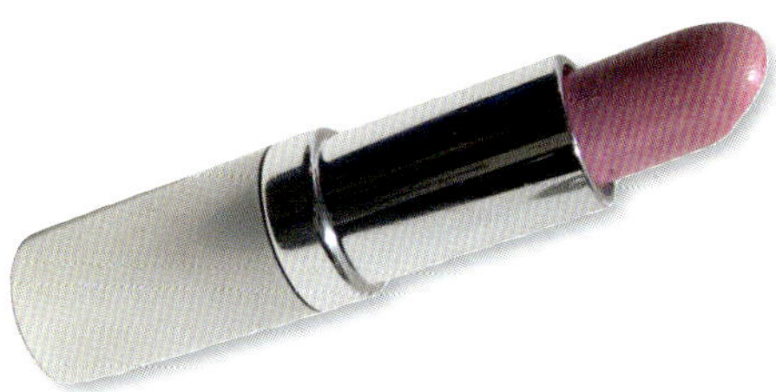

Lippenstifte Dramatic Hollywood

Dramatische Lippenfarben wie in einem alten »Hollywood-Schinken«: getragen von selbstbewussten Diven, die die Kinoleinwände eroberten!

Lippenstift Diva

6 g Lippenstiftbasis 1, 2 oder 3
1,3 g Perlglanz Bordeaux
0,7 g Perlglanz Karatgold
2 Tr. Vitamin E

Lippenstiftbasis erwärmen, die Perlglanzpigmente und Vitamin E einrühren, dann in die ausgefettete Lippenstift-Gießform füllen.

Lippenstift Drama Queen

6 g Lippenstiftbasis 1, 2 oder 3
2 g Perlglanz Le Rouge
2 Tr. Vitamin E

Lippenstiftbasis erwärmen, die Perlglanzpigmente und Vitamin E einrühren, dann in die ausgefettete Lippenstift-Gießform füllen.

Lippenstift Pflaume

6 g Lippenstiftbasis 1, 2 oder 3
1 g Perlglanz Purple Lila
0,5 g Perlglanz Seidenweiß
0,2 g Perlglanz Feingold
2 Tr. Vitamin E

Lippenstiftbasis erwärmen, die Perlglanzpigmente und Vitamin E einrühren, dann in die ausgefettete Lippenstift-Gießform füllen.

Lippenstift Shocking Orange

6 g Lippenstiftbasis 1, 2 oder 3
0,8 g Perlglanz Le Rouge
0,7 g Perlglanz Rotgold
0,4 g Perlglanz Yellow Sun
2 Tr. Vitamin E

Lippenstiftbasis erwärmen, die Perlglanzpigmente und Vitamin E einrühren, dann in die ausgefettete Lippenstift-Gießform füllen.

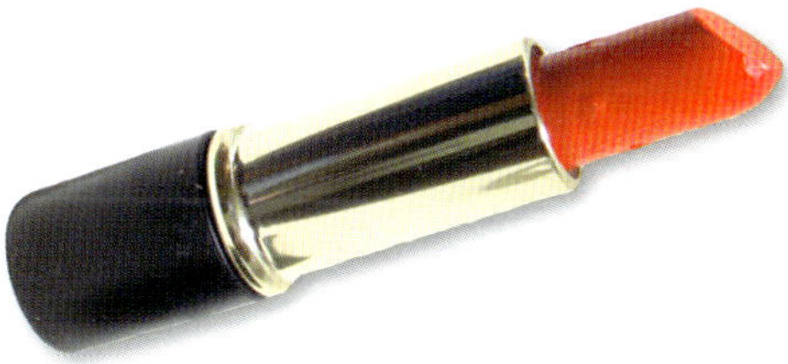

Lippenstift African Summer

6 g Lippenstiftbasis 1, 2 oder 3
1 g Perlglanz Purple Lila
0,8 g Perlglanz Feingold
2 Tr. Vitamin E

Lippenstiftbasis erwärmen, die Perlglanzpigmente und Vitamin E einrühren, dann in die ausgefettete Lippenstift-Gießform füllen.

Zweifarbiger Lippenstift

Ein bisschen aufwendiger, aber ein hübsche Sache mit 2 bzw. insgesamt 3 Farben durch Kombinieren!

Dies funktioniert am besten mit zweigeteilten Gießformen. Schneiden Sie dazu ein Stück transparente Folie in einen schmalen Streifen und befestigen Sie ihn zwischen den Formhälften. Nun auf einer Seite die erste Lippenstiftmasse eingießen und für 30 Minuten in den Tiefkühler stellen. Die Folie schnell vorsichtig abziehen und die Form wieder zusammenbauen. Wichtig ist, dass die erste Farbhälfte eiskalt ist! Dann eine harmonierende weitere Lippenstiftmasse auf die freie Seite gießen und wieder in den Tiefkühler. Nach 30 Minuten herausnehmen und den Stift vorsichtig in die Lippenstifthülse setzen.

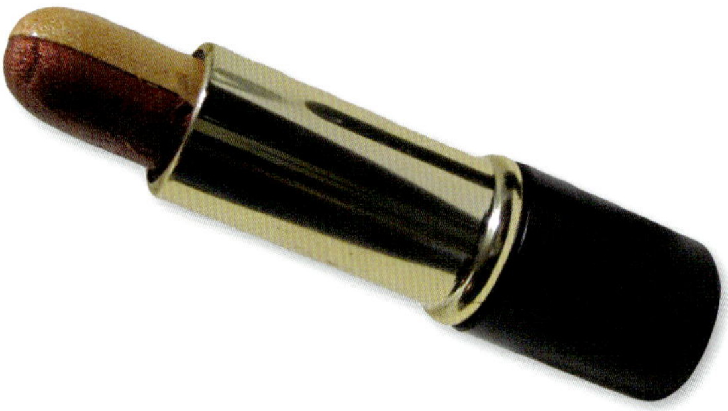

In diesem Beispiel wurde Perlglanz Sienna und ein Goldton verwendet. Beim Auftragen von je einer Farbseite erhalten Sie – wie in unserer Abbildung – entweder Rot oder Gold. Beide Farben übereinander aufgetragen ergeben eine interessante neue Nuance. Oder Sie schminken Ober- und Unterlippe unterschiedlich!

Mehr Infos finden Sie im Internet auf www.youtube.com unter dem Stichwort »Lippenstifte selber machen«.

Überstifte

Diese einfarbigen »Überfarben« können Sie über Ihre Lippenstiftfarbe auftragen und so neue Akzente setzen.

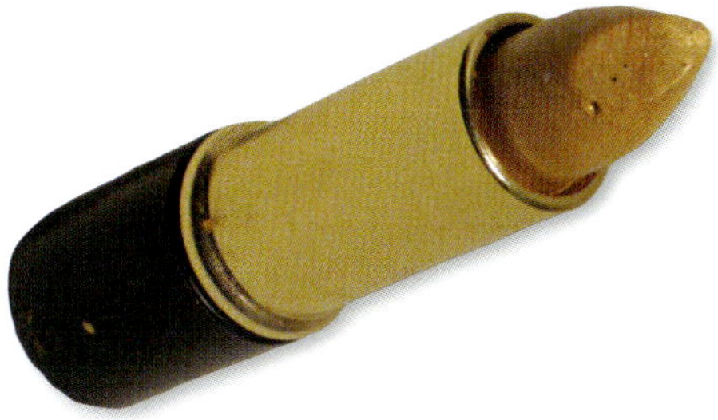

Überfarbe Sparkling Gold

6 g Lippenstiftbasis 1, 2 oder 3
1 g Perlglanz Feingold
0,7 g Perlglanz Karatgold
2 Tr. Vitamin E

Korrigiert zu knalliges Rot.

Lippenstiftbasis erwärmen, die Perlglanzpigmente und Vitamin E einrühren, dann in die ausgefettete Lippenstift-Gießform füllen.

Überfarbe Perlweiß

6 g Lippenstiftbasis 1, 2 oder 3
1,8 g Perlglanz Seidenweiß
2 Tr. Vitamin E

Hellt intensive Töne auf und macht sie weicher.

Lippenstiftbasis erwärmen, die Perlglanzpigmente und Vitamin E einrühren, dann in die ausgefettete Lippenstift-Gießform füllen.

Überfarbe Deckweiß

6 g Lippenstiftbasis 1, 2 oder 3
1 g Farbpigment Titanoxid (weiß)
2 Tr. Vitamin E

Gibt eine matte Decknote.

Lippenstiftbasis erwärmen, in einem Mörser Farbpigmente mit ganz wenig Öl zu einer Paste verreiben und zur Fettmasse geben. Vitamin E einrühren und in die Lippenstift-Gießform füllen.

Lipgloss

Lipgloss (lang anhaltend)

4 g Lanolin
3 g Jojobaöl
0,1 g Ceralan
1–2 g Perlglanzpigment
(je nach gewünschter Farbintensität)
1 Tr. Vitamin E
1 Tr. Lebensmittelaroma

Lanolin, Jojobaöl und Ceralan miteinander verschmelzen. Perlglanzpigment und Vitamin E dazugeben und eventuell mit einem Tropfen herrlich duftenden Lebensmittelaroma aromatisieren. In Lipglossbehälter abfüllen.

Durch die Erhöhung des Ölanteils kann dieser Lipgloss weicher und flüssiger gemacht werden, hält aber dann nicht so lange auf den Lippen.

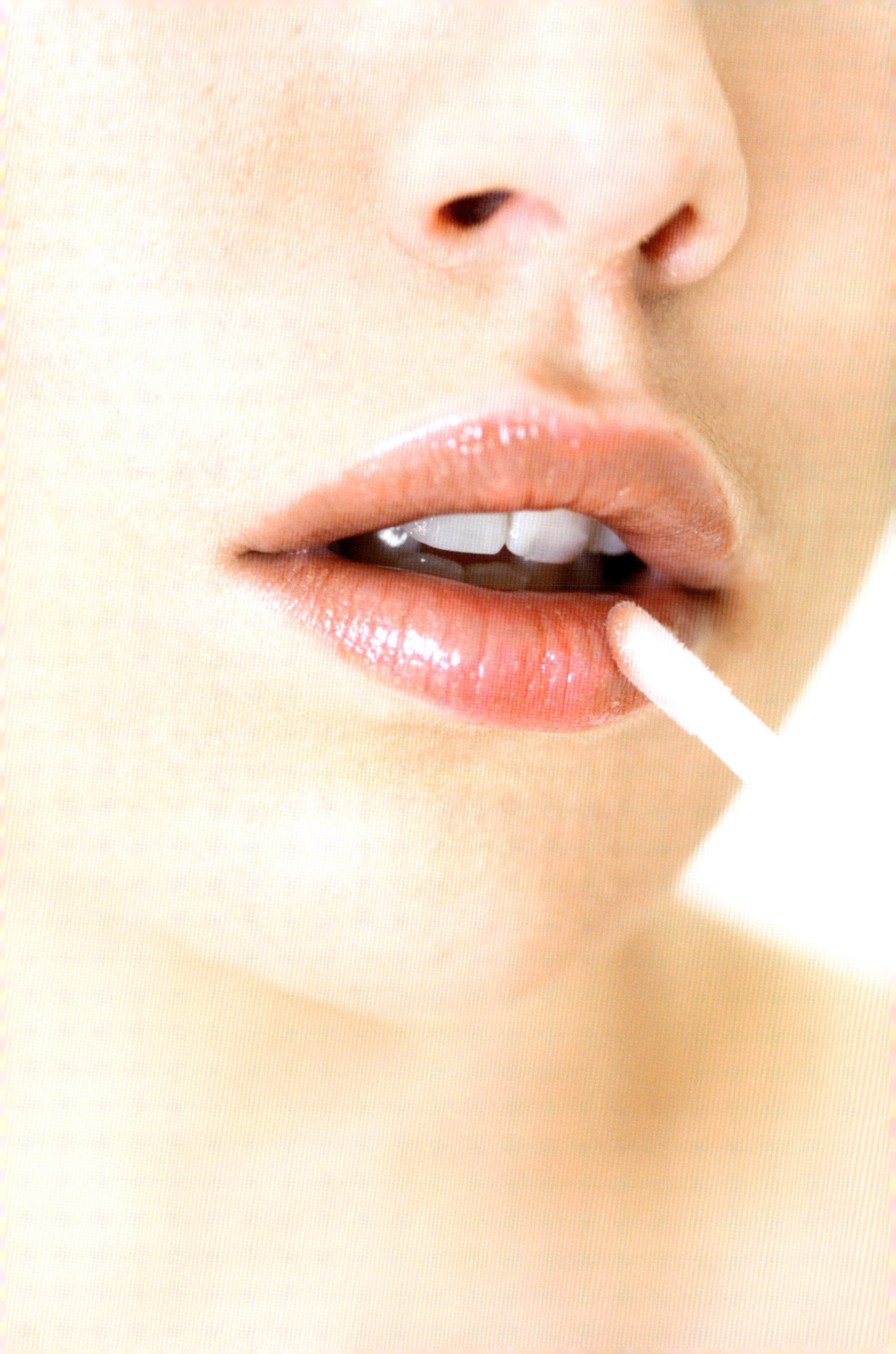

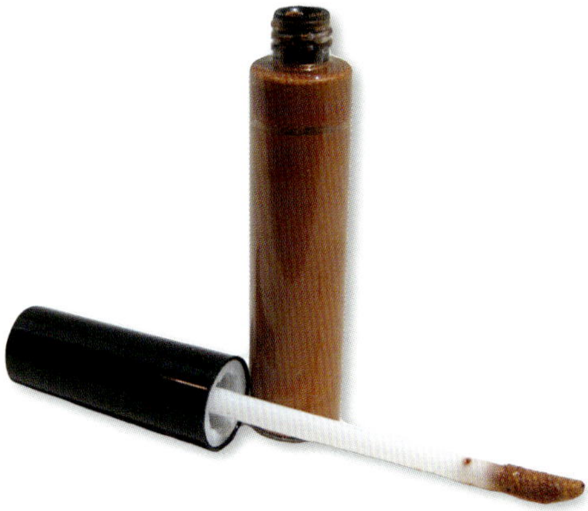

Beispiel mit 0,4 g Perlglanz Kupfer und 0,6 g Perlglanz Feingold.

Lipgloss sehr pflegend

6 g Lanolin
2 g Rizinusöl
1 g Squalan
1 g Avocadin (wenn vorhanden)
0,5–2 g Perlglanzpigment
(je nach gewünschter Farbintensität)

Lanolin, Rizinusöl, Squalan und, wenn verfügbar, Avocadin sanft verschmelzen und die Farbmischung unterrühren. In Lipglossfläschchen abfüllen.

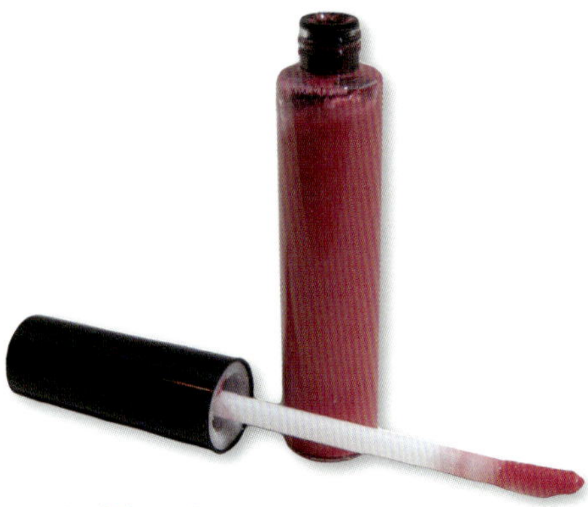

Beispiel mit 0,7 g Perlglanz Rosarot.

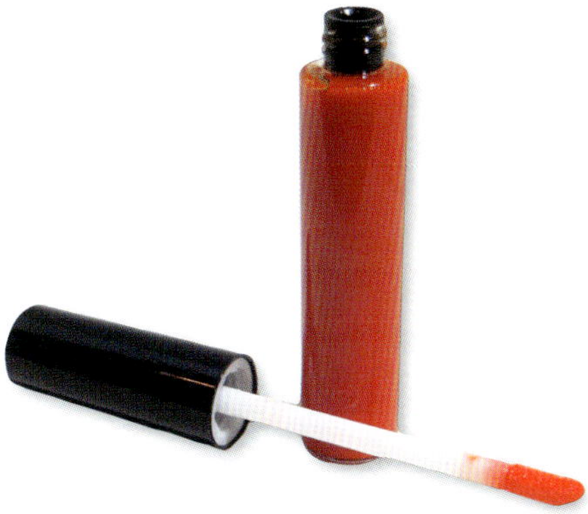

Beispiel mit 0,7 g Farbpigment Hellgelb und 0,1 g Rot Nr. 6 D&C Lake.

Lipgloss im Roll-on

5 g Rizinusöl
1 g Squalan
3 g Lanolin
1–2 g Perlglanzpigmente
1 Tr. Lebensmittelaroma

Rizinusöl, Squalan und Lanolin bei geringer Hitze sanft schmelzen, dann die Perlglanzpigmente unterrühren und in ein Roll-on-Fläschchen einfüllen.

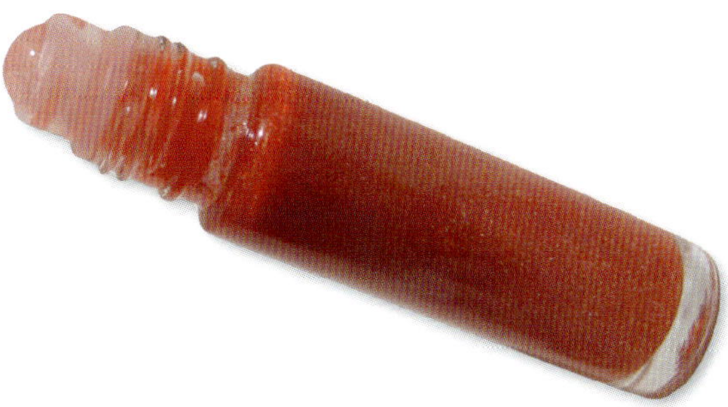

Beispiel mit 0,2 g Erdbeerrot (D&C) und 0,8 g Perlglanz Feingold.

Lipgloss im Penstick

3 g Rizinusöl
1,5 g Lanolin
0,5–1 g Farbpigmente

Rizinusöl und Lanolin bei geringer Hitze miteinander verschmelzen und die Farbpigmente unterrühren. Sie können auch Perlglanzpigmente verwenden.

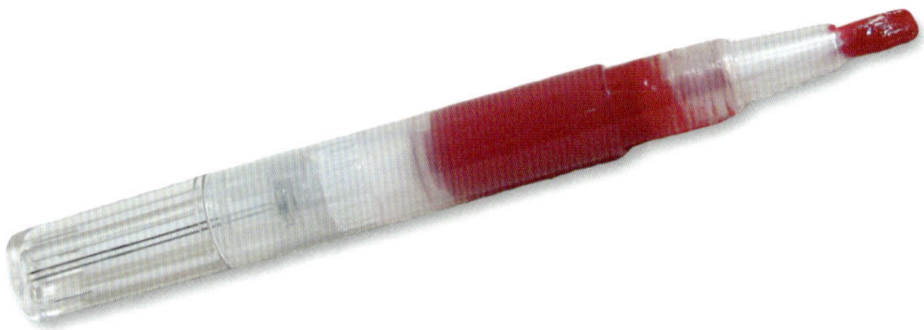

Beispiel: Lipgloss Kirschrot im Penstick

Lippenkonturenstifte

Lippenkonturenstift

3 g Rizinusöl
2 g Kakaobutter
2 g Jojobawachs
1 g Carnaubawachs
1,5 g Perlglanzpigmente oder
1 g matte Farbpigmente

- Rizinusöl und Carnaubawachs miteinander verschmelzen (da Carnaubawachs einen hohen Schmelzpunkt hat, muss es sehr warm werden), dann erst Kakaobutter und Jojobawachs dazugeben und nicht weiter erwärmen, die Restwärme der Rizinusöl-Carnaubawachs-Mischung reicht aus.
- Dann die Perlglanzpigmente hinzufügen.
- Ein kleines Trichterchen aus Papier basteln, in den Kajalstift stecken und die Farbmasse vorsichtig eingießen.
- Den Stift eine halbe Minute senkrecht abkühlen lassen, für 20 Minuten in den Tiefkühler geben und anspitzen.

Zu den Befüllungsmethoden von Lippenkonturen- und Kajalstiften siehe auch S. 66 f.

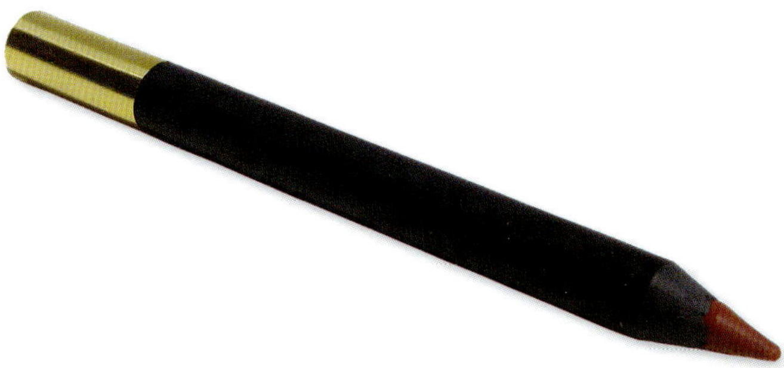

Tipp
Um auszuprobieren, ob die Konsistenz passt, geben Sie einen Tropfen der fertigen Mischung auf die Fläche eines Messers. Lassen Sie den Tropfen auskühlen und nehmen Sie ihn vorsichtig vom Messer. Führen Sie diesen nunmehr flachen Tropfen auf der Haut entlang. Fühlt es sich angenehm an? Oder zu fest? – Dann geben Sie etwa 0,5–1 g Öl dazu. Oder vielleicht zu weich? Dann fügen Sie ein paar Carnaubawachs-Schüppchen hinzu und schmelzen die Masse erneut ein!

Farbloser Lippenkonturenstift

3 g Rizinusöl
1 g Jojobaöl
1 g Kakaobutter
1 g Bienenwachs
1 g Carnaubawachs

Diesen Konturenstift können Sie bei allen Lippenstiften oder Glosses verwenden. Der neutrale Stift hilft, das Verwischen der Konturen des Lippenstifts zu verhindern, ohne selbst Farbe abzugeben.

- Rizinusöl, Carnaubawachs und Bienenwachs miteinander verschmelzen (da Carnaubawachs einen hohen Schmelzpunkt hat, muss es sehr warm werden), dann erst Kakaobutter und Jojobawachs dazugeben und nicht weiter erwärmen, die Restwärme der Fettmischung reicht aus.
- Dann die Perlglanzpigmente hinzufügen.
- Ein kleines Trichterchen aus Papier basteln, in den Kajalstift stecken und die Farbmasse vorsichtig eingießen.
- Den Stift eine halbe Minute senkrecht abkühlen lassen, für 20 Minuten in den Tiefkühler geben und anspitzen.

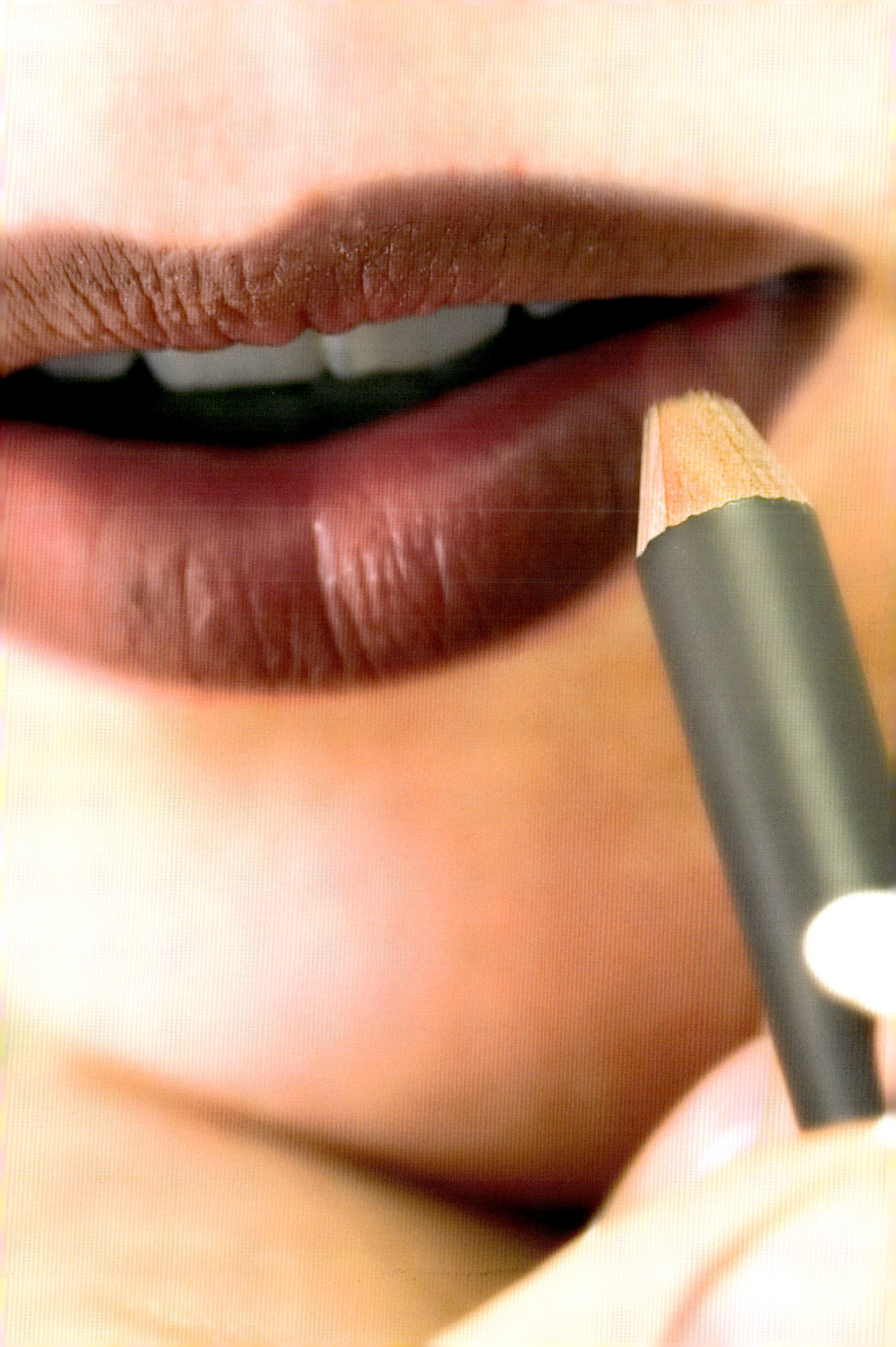

Rouge / Blusher

Puderrouge

Farben pur aufzutragen ist zu intensiv, daher bereiten wir wieder eine leichte Füllstoffbasis zu, die die Farben ein wenig streckt, die Konturen weicher macht und unser Rouge besser auf der Haut gleiten lässt.

Füllstoffbasis für Puderrouge

8 g Talkum
4 g Mais-, Reis-, oder Kartoffelstärke
2 g Magnesiumstearat
2 g Perlenpulver oder Tonerde (weiß)

- Alle Zutaten in einem Schraubglas verschütteln.

Intensive Pink

6 g Füllstoffbasis
3 g Erdbeerrot (D&C No. 6)
1 g Brombeerrot (D&C No. 7)
2 g Farbpigment Titanoxid (weiß)
0,55 g Perlglanz Tibetan Ocre
0,5 g Perlglanz Seidenweiß

- Die Füllstoffbasis und die matten Farbpigmente in einen Druckverschlussbeutel geben, verschließen und ca. 1–2 Minuten zwischen den Handflächen reiben und kneten. Öffnen und Perlglanzpigmente dazugeben, nochmals verschließen und sanft durchkneten. In ein passendes Döschen geben und mit einem Rougepinsel auftragen.

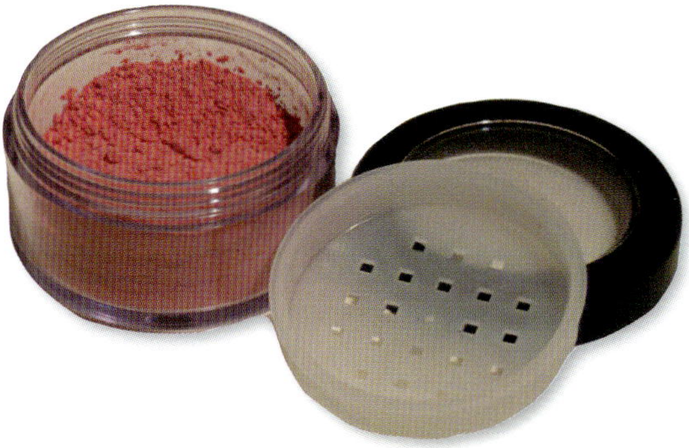

Summer Shadow

5 g Füllstoffbasis
0,8 g Farbpigment Mattrot
0,3 g Farbpigment Dunkelgelb
0,8 g Perlglanz Feingold

Die Füllstoffbasis und die matten Farbpigmente in einen Druckverschlussbeutel geben, verschließen und ca. 1–2 Minuten zwischen den Handflächen reiben und kneten. Öffnen und Perlglanzpigmente dazugeben, nochmals verschließen und sanft durchkneten. In ein passendes Döschen geben und mit einem Rougepinsel auftragen.

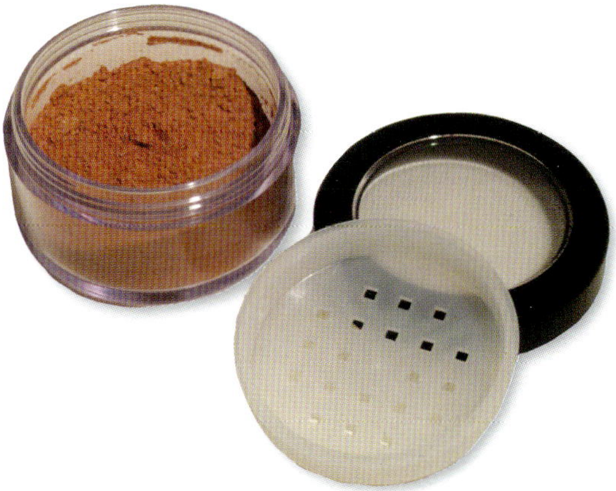

Natural Peach

5 g Füllstoffbasis
2 g Farbpigment Titanoxid (weiß)
0,9 g Farbpigment Orange
0,1 g Farbpigment Rotbraun
0,3 g Farbpigment Dunkelgelb
0,6 g Perlglanz Feingold

Die Füllstoffbasis und die matten Farbpigmente in einen Druckverschlussbeutel geben, verschließen und ca. 1–2 Minuten zwischen den Handflächen reiben und kneten. Öffnen und Perlglanzpigmente dazugeben, nochmals verschließen und sanft durchkneten. In ein passendes Döschen geben und mit einem Rougepinsel auftragen.

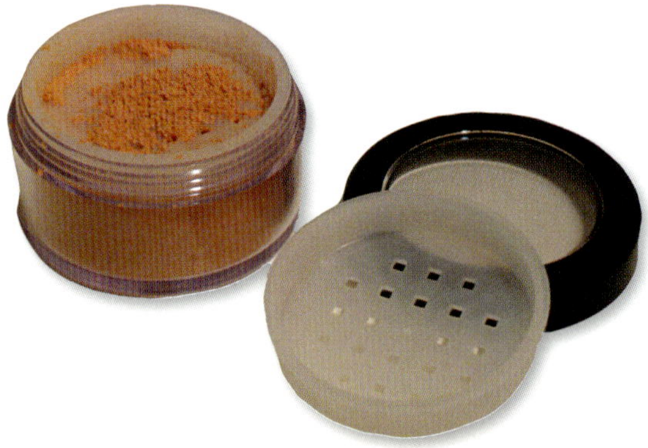

Diva Rot

6 g Füllstoffbasis
2 g Farbpigment Rot
1 g Perlglanz Le Rouge

Die Füllstoffbasis und die matten Farbpigmente in einen Druckverschlussbeutel geben, verschließen und ca. 1–2 Minuten zwischen den Handflächen reiben und kneten. Öffnen und Perlglanzpigmente dazugeben, nochmals verschließen und sanft durchkneten. In ein passendes Döschen geben und mit einem Rougepinsel auftragen.

Puderrouge mit Perlglanzpigmenten

4 g Talkum
4 g Reis-, Mais- oder Kartoffelstärke
1 g Magnesiumstearat
0,5 g Farbpigment Titanoxid (weiß)
1–2 g Perlglanzpigmente nach Wahl

Schnellrezept ohne elektrische Hilfe.

Talkum, Stärke, Magnesiumstearat und Titanoxid in einen Druckverschlussbeutel geben, verschließen und ca. 1–2 Minuten zwischen den Handflächen reiben und kneten. Öffnen und 1–2 g Perlglanzpigment (z. B. Le Rouge) dazugeben, nochmals verschließen und sanft durchkneten. In ein passendes Döschen geben und mit einem Rougepinsel auftragen.

Puderrouge mit matten Farbpigmenten

4 g Talkum
4 g Mais-, Reis- oder Kartoffelstärke
1 g Magnesiumstearat
6 Tr. Squalan
1 g Farbpigment Titanoxid (weiß)
1 g Farbpigmente (Eisenoxide) nach Wahl, z. B. Rot / Dunkelbraun

Talkum, Stärke, Magnesiumstearat, Squalan und Titanoxid in einen elektrischen Multicutter geben und 1–2 Minuten verreiben lassen. Anschließend die Farbpigmente dazugeben und nochmals 1 Minute verreiben.

Cremerouge

Cremerouge mit matten Farbpigmenten (Eisenoxiden)	
Farbphase	**Fettphase**
1 g Farbpigmente z. B. Rot / Weiß	3 g Jojobaöl
1,5 g Talkum	2 g Squalan
0,5 g Stärke	0,2 g Carnaubawachs
0,2 g Magnesiumstearat	0,8 g Bienenwachs

Besonders bei trockener Haut geeignet.

In einem elektrischen Cutter oder im Druckverschlussbeutel alle Produkte der Farbphase verreiben.

Carnauba- und Bienenwachs mit Jojobaöl und Squalan schmelzen. In diese Schmelze das Pulver der Farbphase rühren und in Rougedöschen füllen.

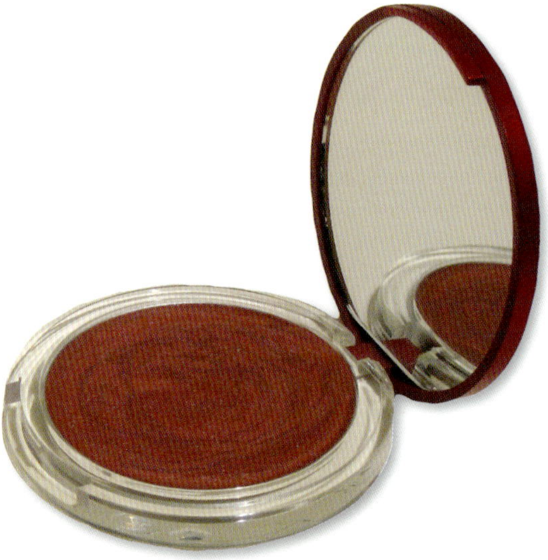

Beispiel: Cremerouge mit 3,5 g Perlglanz Sienna.

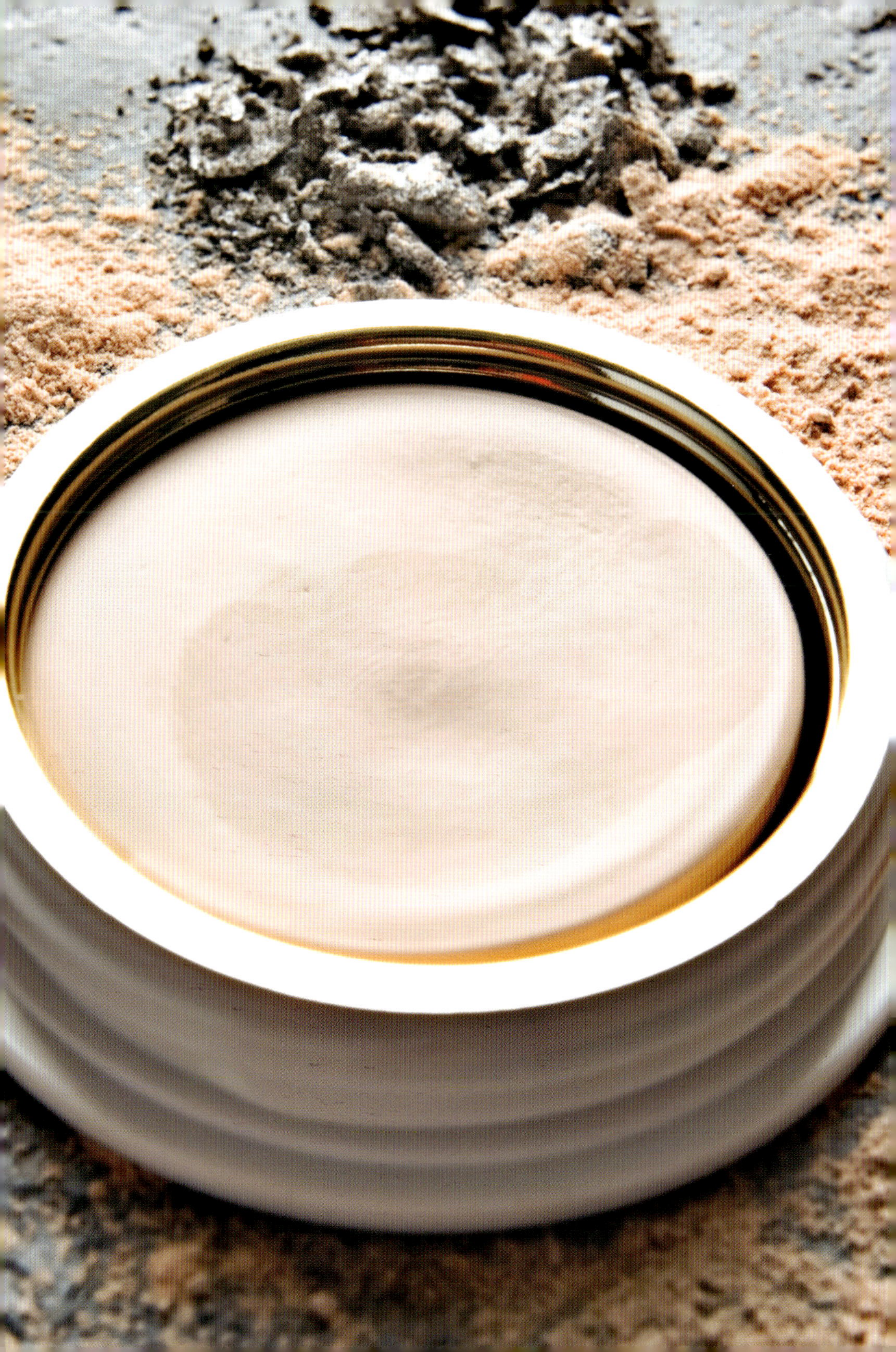

Cremerouge mit matten Perlglanzpigmenten (Micas)

1 Pulverphase	2 Fettphase
1,5 g Talkum	5 g Jojobaöl
0,5 g Stärke	0,2 g Carnaubawachs
0,2 g Magnesiumstearat	0,8 g Bienenwachs
	3–4 g Perlglanzpigmente

- In einem elektrischen Cutter oder im Druckverschlussbeutel alle Produkte der Pulverphase verreiben.
- Jojobaöl mit Carnaubawachs und Bienenwachs schmelzen. In diese Schmelze die Pulverphase einrühren, Perlglanzpigmente dazugeben und in Rougedöschen füllen.

Gesichtsgrundierungen

Das Mischen der Farben für Make-up-Produkte

Das Wichtigste beim Farbenmischen ist den eigenen Hautton so genau wie möglich zu treffen. Die Farben sollten mit Ihrer Gesichtsfarbe direkt »verschmelzen«. Das macht den Teint ebenmäßig und zart und zaubert einen natürlichen Look – mit mehr oder weniger Deckkraft, ganz wie Sie es möchten.

Die folgenden matten Farbpigmente bilden unsere Basis:

- Titanoxid (weiß)
- Rot
- Ocker (gelb)
- Dunkelbraun
- Rotbraun

Zusätzlich:

- Grün zum Neutralisieren von zuviel Rotstich und zum Abdecken roter Hautstellen
- Blau zum Neutralisieren von zuviel Gelbstich

Da jeder Teint anders »pigmentiert« ist, gibt es natürlich eine Unmenge an Farbmischungen. Ich versuche, hier ein paar häufig passende Mischungen aufzuzeigen, die Sie beliebig verändern können. Durch Zugabe von oben genannten Farben in Prisen können Sie die Farbtöne einfach variieren. Suchen Sie sich nun aus der nachfolgenden Liste Ihre Hauttonmischung heraus.

Hautton-Pigment-Mischungen

Hauttonmischung »warme« Farben
leicht gelblicher / goldener Unterton

Ganz heller Hauttyp (Porzellanteint)

14 g Titanoxid
0,2 g Rotbraun
0,2 g Dunkelbraun
1 g Ocker
0,6 g Dunkelgelb

Gut miteinander verreiben, z. B. mit Druckverschlussbeutel-Methode, Cutter oder Mörser.

Heller Hauttyp

13 g Titanoxid
0,4 g Rotbraun
0,4 g Dunkelbraun
1,2 g Ocker
0,7 g Dunkelgelb

Gut miteinander verreiben, z. B. mit Druckverschlussbeutel-Methode, Cutter oder Mörser.

Mittlerer Hauttyp

12,5 g Titanoxid
0,6 g Rotbraun
0,6 g Dunkelbraun
1,4 g Ocker
1 g Dunkelgelb

Gut miteinander verreiben, z. B. mit Druckverschlussbeutel-Methode, Cutter oder Mörser.

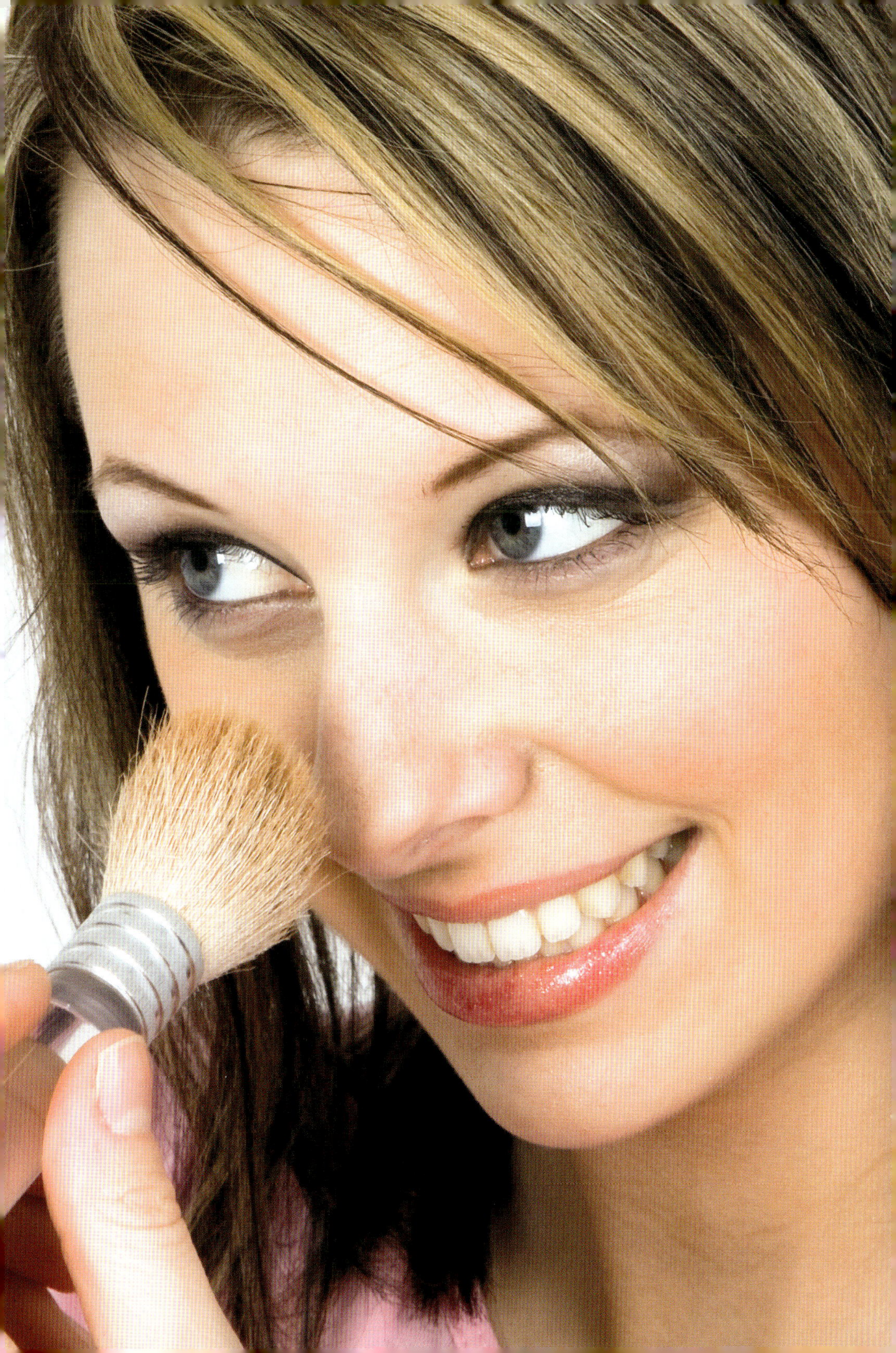

Dunkler Hauttyp

10 g Titanoxid
0,6 g Rotbraun
0,6 g Dunkelbraun
1,4 g Ocker
1 g Dunkelgelb

Gut miteinander verreiben, z. B. mit Druckverschlussbeutel-Methode, Cutter oder Mörser.

Hauttonmischung »kühle« Farben leicht rosiger Unterton

Ganz heller Hauttyp

15 g Farbpigment Titanoxid (weiß)
0,8 g Dunkelbraun
0,6 g Ocker

Gut miteinander verreiben, z. B. mit Druckverschlussbeutel-Methode, Cutter oder Mörser.

Heller Hauttyp

14 g Titanoxid
1 g Dunkelbraun
0,7 g Ocker

Gut miteinander verreiben, z. B. mit Druckverschlussbeutel-Methode, Cutter oder Mörser.

Mittlerer bis dunkler Hauttyp

14 g Titanoxid
1,2 g Dunkelbraun
0,8 g Ocker

Gut miteinander verreiben, z. B. mit Druckverschlussbeutel-Methode, Cutter oder Mörser.

Dunkler Hauttyp

14 g Titanoxid
1,5 g Dunkelbraun
0,8 g Ocker

Gut miteinander verreiben, z. B. mit Druckverschlussbeutel-Methode, Cutter oder Mörser.

Wenn Sie die Farbdosierung ändern möchten, dann tun Sie es! Notieren Sie sich aber die veränderte Rezeptur, um diese später immer wieder nachmischen zu können.

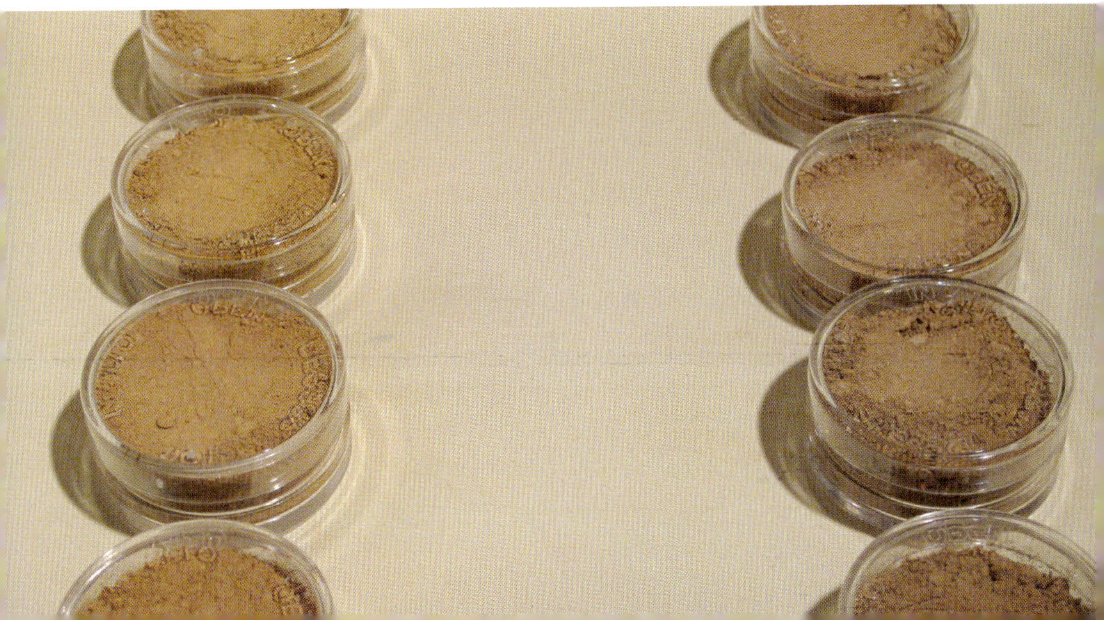

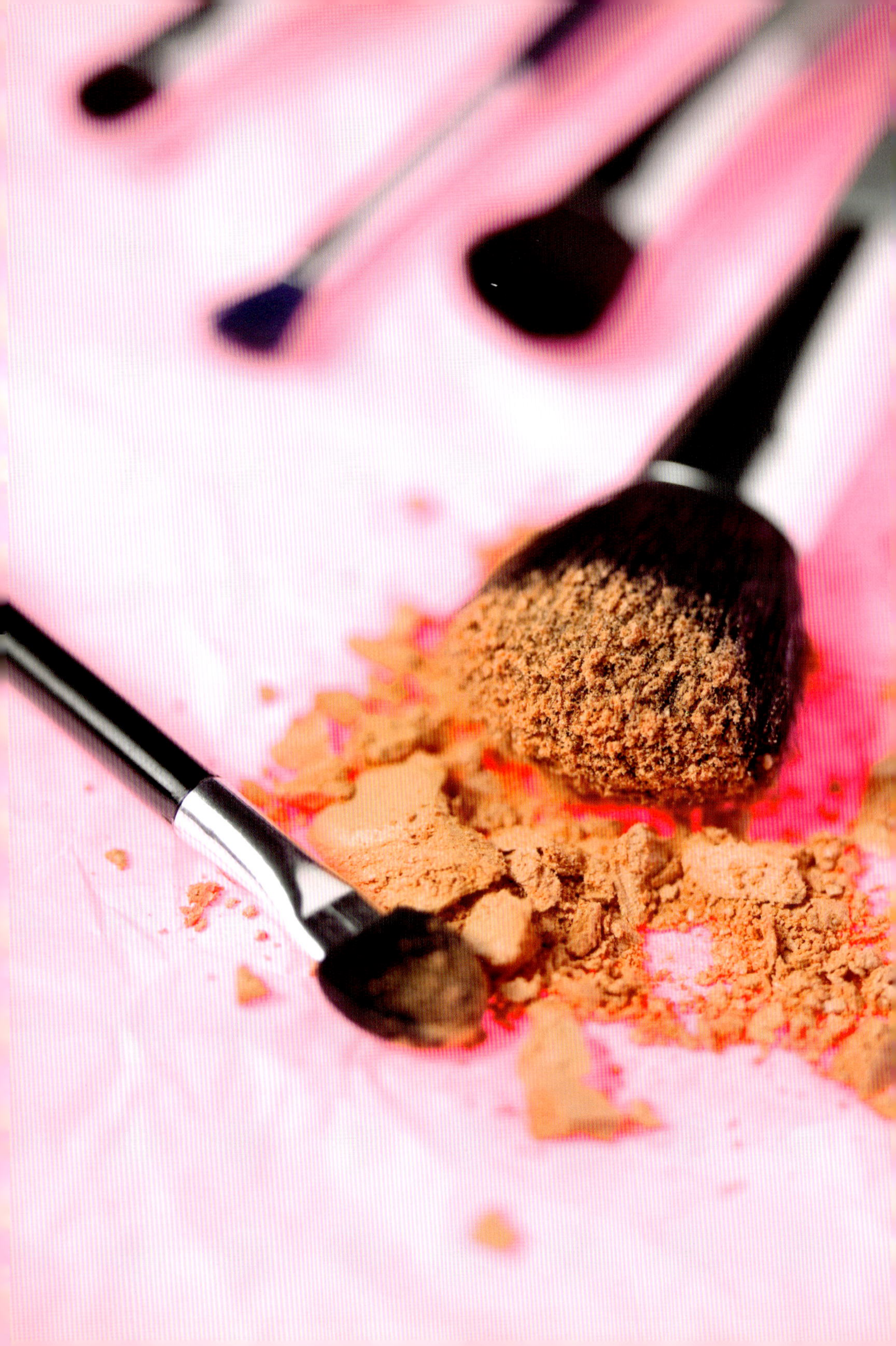

Leichte Tönungscreme

Fettphase	Wasserphase
10 g Jojobaöl 5 g Squalan 3 g Tegomuls 2 g Jojobawachs 5 g Sheabutter 0,2 g Guarkernmehl 3 g Ihrer Hauttonmischung	30 g Neroliwasser 10 Tr. Glycerin
Wirkstoffphase	**Konservierung**
10 Tr. Aloe vera 10-fach 8 Tr. Gurkenextrakt 3–5 Tr. Parfumöl	6 Tr. Paraben K

- Alle Zutaten der Fettphase – bis auf Jojobaöl, Squalan und die Farbpigmente – sanft in einem feuerfesten Becherglas schmelzen.
- Jojobaöl und Squalan mit den Farbpigmenten zu einem kompakten Farbbrei mörsern, in das Becherglas zurückgeben und miterwärmen.
- Die separat auf ca. 60° C erwärmte Wasserphase nun in die heiße Ölmasse gießen und gut vermixen.
- In die handwarme Masse Wirkstoffe, Parfumöl und Konservierung geben und kühl stellen.

Leichtes Transparent-Make-up flüssig

Fettphase

2,6 g Tegomuls
12 g Brokkolisamenöl oder Hagebutten-/Wildrosenöl
4 g Ihrer Hauttonmischung

Wasserphase

40 g Rosenwasser oder destilliertes Wasser
0,2 g Hyaluronsäure

Wirkstoffphase

10 Tr. Squalan
2 Tr. Seidenprotein
5 Tr. Aloe vera 10-fach
5 Tr. Parfumöl

Konservierung

5 Tr. Paraben K

- Alle Zutaten der Fettphase – bis auf das Brokkolisamenöl und die Farbpigmente – sanft in einem feuerfesten Becherglas schmelzen.
- Brokkolisamenöl mit den Farbpigmenten zu einem kompakten Farbbrei mörsern, in das Becherglas zurückgeben und miterwärmen.
- Die Hyaluronsäure in die Wasserphase geben und auf ca. 60° C erwärmen.
- Die Wasserphase nun in die heiße Ölmasse gießen und gut vermixen.
- In die handwarme Masse Parfumöl und Wirkstoffe geben, konservieren und kühl stellen.

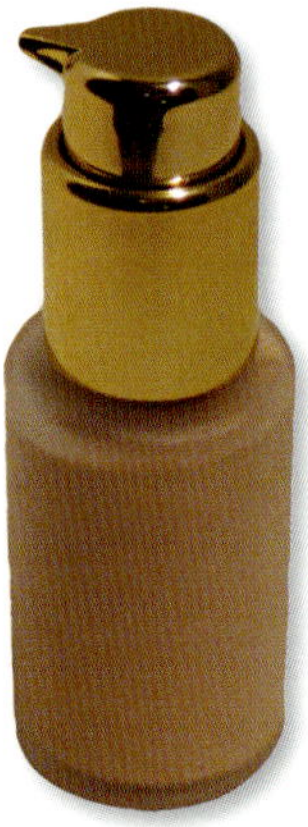

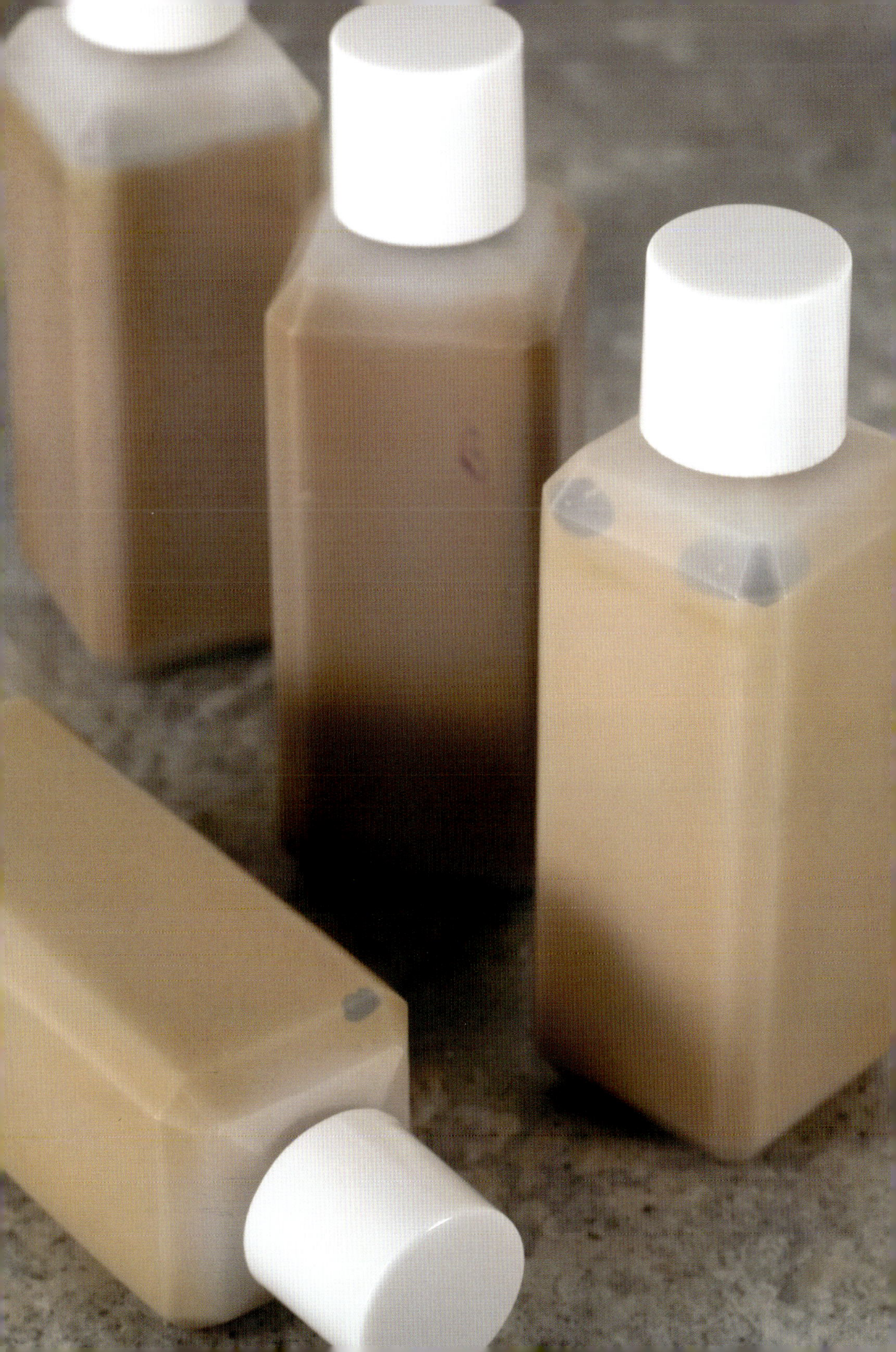

Deckendes Make-up flüssig

Fettphase 2,6 g Lamecreme 6 g Safloröl (Distelöl) 5 g Mangobutter oder Sheabutter 0,2 g Guarkernmehl 6–8 g Ihrer Hauttonmischung	**Wasserphase** 40 g Aloe-vera-Wasser
Wirkstoffphase 2 g Maisstärke 5 Tr. Aloe vera 10-fach 8 Tr. Squalan 3 Tr. Seidenprotein 5 Tr. Parfumöl	**Konservierung** 5 Tr. Paraben K

- Alle Zutaten der Fettphase – bis auf das Distelöl und die Farbpigmente – sanft in einem feuerfesten Becherglas schmelzen.
- Das Distelöl mit den Farbpigmenten zu einem kompakten Farbbrei mörsern, in das Becherglas zurückgeben und miterwärmen.
- Die separat auf ca. 60° C erwärmte Wasserphase nun in die heiße Ölmasse gießen und gut vermixen.
- In die handwarme Masse nun Maisstärke, Wirkstoffe, Parfumöl und Konservierung geben und kühl stellen.

Make-up bei Misch- und fettiger Haut flüssig

Fettphase

- 2,5 g Tegomuls
- 7 g Traubenkernöl bio
- 5 g Babassuöl bio
- 2–6 g Ihrer Hauttonmischung

Wasserphase

- 20 g Hamameliswasser oder Neroliwasser

Wirkstoffphase

- 2 g Kieselsäure
- 10 Tr. Aloe vera 10-fach
- 5 Tr. Gurkenextrakt
- 5 Tr. Teebaumölfluid
- 3–5 Tr. Parfumöl

Konservierung

- 5 Tr. Paraben K

- Alle Zutaten der Fettphase – bis auf das Traubenkernöl und die Farbpigmente – sanft in einem feuerfesten Becherglas schmelzen.
- Traubenkernöl mit den Farbpigmenten zu einem kompakten Farbbrei mörsern, in das Becherglas zurückgeben und miterwärmen.
- Die separat auf ca. 60° C erwärmte Wasserphase nun in die heiße Ölmasse gießen und gut vermixen.
- In die handwarme Masse Wirkstoffe, Parfumöl und Konservierung geben und kühl stellen.

Gel-Make-up fast ölfrei

1 Gelphase

25 g Rosenwasser oder sonstiges Hydrolat
0,4 g Hyaluronsäure
5 g Squalan
3–4 g Ihrer Hauttonmischung
2 g Fluidlecithin super
4 Tr. Vitamin E
4 Tr. Parfumöl

2 Konservierung

4 Tr. Paraben K

- Die Hyaluronsäure (eine großzügige Messerspitze) zügig in 25 g Rosenwasser einmixen und dann für ca. 15 Minuten stehen lassen, dann Fluidlecithin unterrühren.
- Squalan mit den Farbpigmenten im Mörser oder einer Teetasse gut verreiben, bis keine Klümpchen mehr sichtbar sind, und in das fertige Gel rühren.
- Vitamin E, Konservierung und eventuell Parfumöl dazugeben, gut verrühren und in ein Fläschchen abfüllen.
- Im Sommer können Sie dieses Gel-Make-up wunderbar mit Perlglanzpigmenten »aufpeppen«, z. B. mit 1 g Gold, Kupfer oder Bronze.

Pancake Make-up wasserfrei

Fettphase

- 2 g Jojobawachs oder
- 1 g Bienenwachs
- 1 g Lamecreme
- 0,7 g Carnaubawachs
- 12 g Squalan
- 5 g Sheabutter

Farb- und Wirkstoffphase

- 6–8 g Ihrer Hauttonmischung
- 6 g Maisstärke
- 7 g Talkum
- 1 g Magnesiumstearat
- 5 Tr. Glycerin
- 10 Tr. Vitamin E
- 5 Tr. Parfumöl

Wirkt auf der Haut fast wie Puder, ist hoch deckend und hinterlässt ein samtiges Gefühl.

Alle Zutaten der Fettphase in einem feuerfesten Becher direkt auf den Herd geben oder in einem Schraubglas im Wasserbad klar aufschmelzen lassen (hat dann ca. 60° C).

In diese Fettschmelze nun Farbpigmente, Maisstärke, Talkum und Magnesiumstearat unterrühren. Ein wenig abkühlen lassen und dann Glycerin, Vitamin E und eventuell Parfumöl einrühren und die Masse in ein breites Döschen füllen.

Tragen Sie dieses Make-up mit einem feuchten Schwämmchen auf, das gibt eine ganz feine Textur auf der Haut. Zur besseren Deckkraft zweimal auftragen.

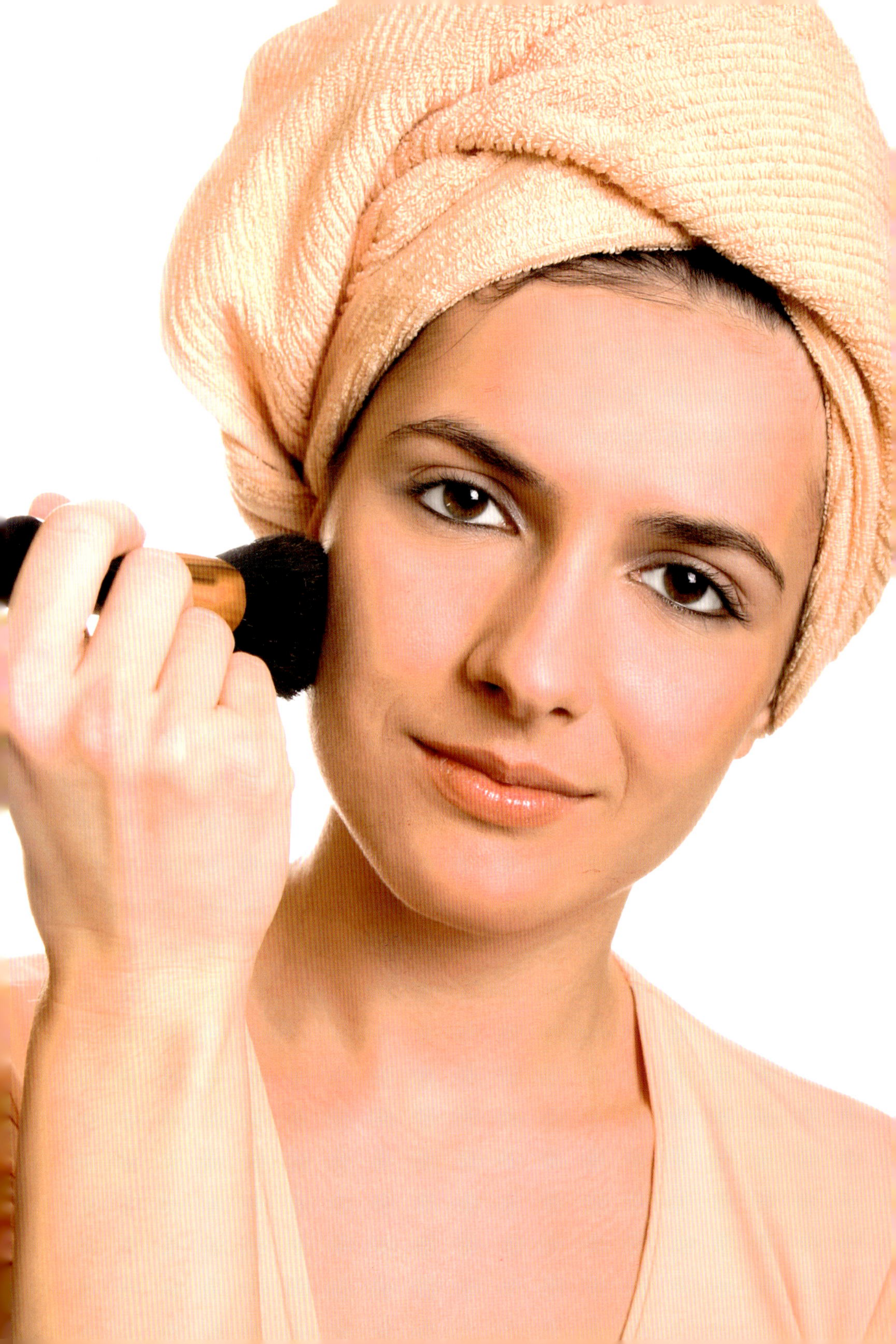

Mineralfoundation

Der aktuelle »Hit«. Mineral-Make-up wird aus reinem Titanoxid, Zinkoxid, Magnesiumstearat, Talkum, weißer Tonerde und natürlich mit einem großen Anteil an Farbpigmenten hergestellt.
Es sieht sehr natürlich aus und kombiniert Make-up, Sonnenschutz und Concealer in einem. Es macht die Haut weich, ist wasserabweisend und Sie benötigen wenig bis gar keine Creme darunter. Es hat sich bei besonders irritierter, entzündlicher und zu Allergien neigender Haut bewährt. Viele Frauen sprechen von einer deutlichen Verbesserung von Problemhaut. Es deckt wunderbar ab und wird mit einem Pinsel »Kabuki« kreisrund auf das Gesicht und den Hals aufgetragen.

Mineralfoundation neutral mit wenigen Zutaten

10 g Farbpigment Titanoxid
1,1 g Farbpigment Dunkelbraun
0,9 g Farbpigment Ocker

Diese Farbe steht ca. 80% unserer Kundinnen, egal welcher Hauttyp sie sind. Sie gleicht sich der Hautfarbe ungemein gut an und macht samtweiche Haut.

- Alle Farbpigmente miteinander in einer elektrischen Kaffeemühle, im Druckverschlussbeutel oder einem Multicutter gut 1 Minute verreiben.
- Das fertige Puder in einen Puderpinsel-Dispenser oder in ein Döschen füllen. Mit kreisrunden Bewegungen zart im Gesicht auftragen.

- Verändern Sie die Farbe durch:

Zugabe von Titanoxid: hellerer Farbton
Zugabe von Dunkelbraun: intensiverer Braunton
Zugabe von Gelb: mehr gelblicher Unterton
Austausch von Dunkelbraun gegen Rotbraun: gelblicherer Unterton

Wenn Ihnen die Mineralfoundation zu »dicht« (zu deckend) ist, dann mischen Sie sich folgende Füllstoffbasis, um ein weniger deckendes Ergebnis zu erzielen und die Foundation zu »strecken«.

Füllstoffbasispuder

10 g Talkum
10 g Reis- oder Maisstärke
5 g Magnesiumstearat
5 g Seidenpulver
5 g Tonerde weiß
6 Tr. Squalan
ev. 2 Tr. äth. Lavendelöl

Füllen Sie alle Zutaten in einen elektrischen Cutter oder eine Kaffeemühle und lassen Sie die Pulver gut 2 Minuten verreiben.
Diese Puderbasis hat keine Eigenfarbe und ist vollkommen neutral! Sie können sie auch als transparentes Puder verwenden.

Kreieren Sie nun Ihre eigene Mineralfoundation: Verwenden Sie die Hauttonmischungen (Seite 120 ff.). die wir schon für Make-up-Creme und Flüssig-Make-up hergestellt haben. Praktischerweise können wir sie so wie sie sind als Mineralfoundation benutzen.

Verwenden Sie sie pur oder strecken Sie sie ein wenig mit unserem Füllstoffbasispuder, wenn Ihnen das Ergebnis zu deckend ist.

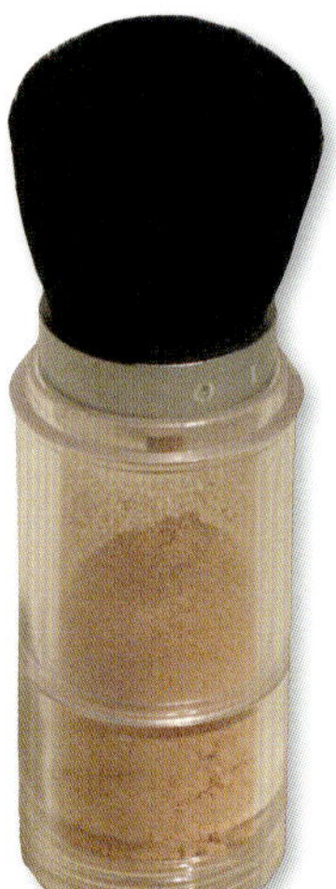

»Gestreckte« Mineralfoundation

5 g Basispuder (siehe oben)
5 g Ihrer Hauttonmischung

- Mithilfe der elektrischen Kaffeereibe oder mit der Druckverschlussbeutel-Methode verreiben.
- Ist die Foundation zu deckend für Sie, dann »strecken« Sie sie mit weiterem Basispuder.

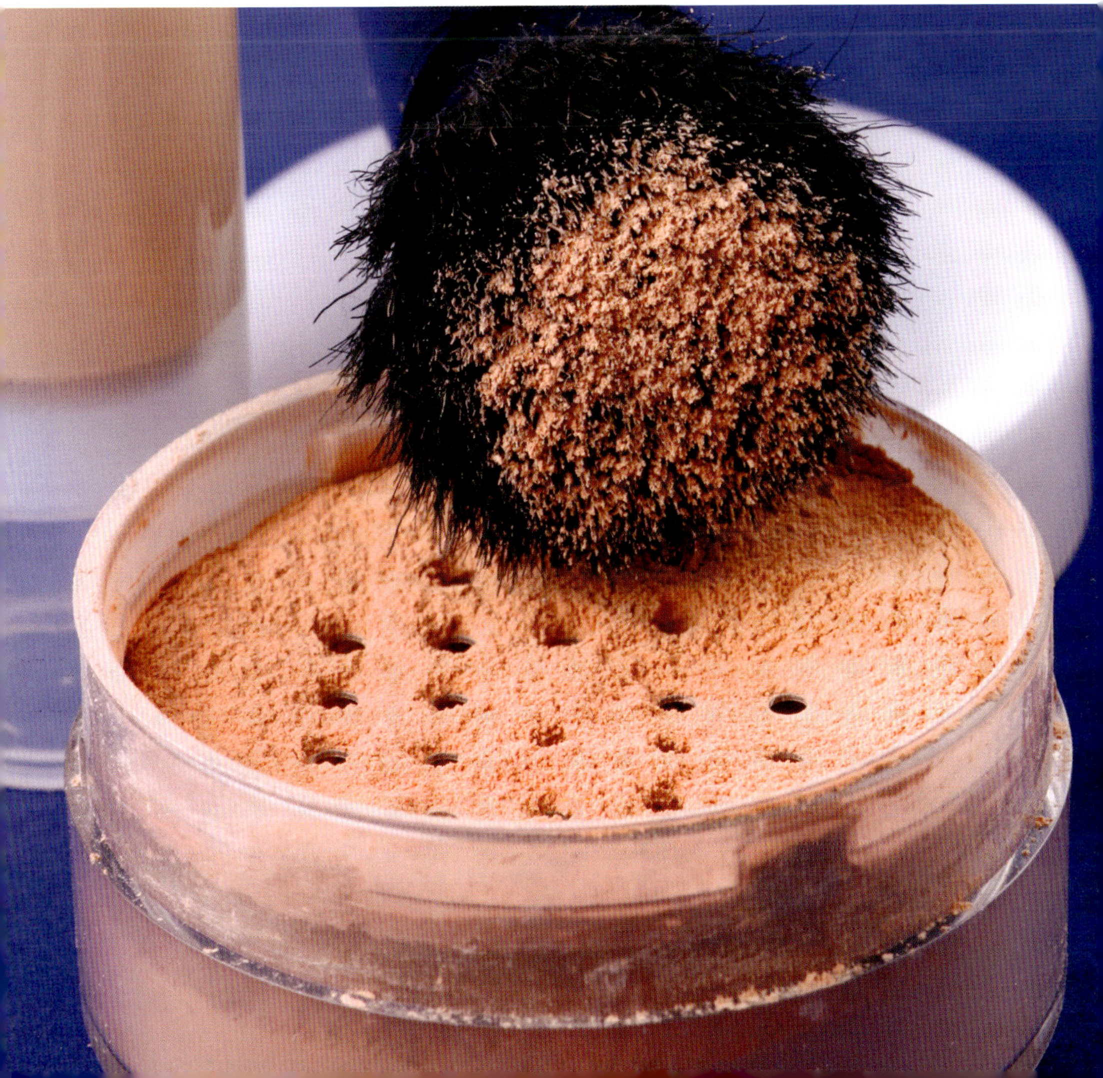

Concealer und Abdeckstifte

Concealer-Puder

4 g Ihrer Hauttonmischung
1,3 g Farbpigment Titanoxid (weiß)
0,2 g Farbpigment Grün

Dieser Puder deckt kleine Unreinheiten gut ab.

Alle Zutaten gut miteinander im Mörser, Cutter oder Druckverschlussbeutel verreiben.

Cremiger Concealer

Fettphase 1

5 g Squalan
4 g Brokkolisamenöl
1 g Tegomuls
0,5 g Carnaubawachs
1 g Sheabutter
3–5 g Ihrer Hauttonmischung

Wasserphase 2

7 g Neroliwasser
0,2 g Guarkernmehl

Konservierung 3

2 Tr. Paraben K

Alle Zutaten der Fettphase – bis auf die Farbpigmente – in einem feuerfesten Becher direkt auf den Herd geben oder in einem Schraubglas im Wasserbad klar aufschmelzen lassen (hat dann ca. 60° C). In diese Fettschmelze nun die Farbpigmente unterrühren.

Die separat auf ca. 60° C erwärmte Wasserphase nun in die heiße Ölmasse gießen und gut vermixen.

In die handwarme Masse Parfumöl und Wirkstoffe geben und kühl stellen.

Auf die abzudeckenden Stellen tupfen und wie gewohnt Make-up oder Puder auftragen.

Concealer-Stift speziell rund ums Auge

Fettphase (2 Stifte)

1

- 10 g Jojobaöl
- 2 g Bienenwachs
- 0,5 g Carnaubawachs
- 5 Tr. Squalan

2

- 6 g der Fettphase
- 1 g Ihrer Hauttonmischung
- 1 g Farbpigment Titanoxid (weiß)
- 2 Tr. Parfumöl

Bereiten Sie aus dem Jojobaöl, dem Bienenwachs und dem Carnaubawachs eine klare Schmelze zu, geben 5 Tropfen Squalan dazu und lassen diese Masse auskühlen.

Für einen Stift entnehmen Sie nun 6 g von der Fett-Wachsmischung, erwärmen sie und geben nun die von Ihnen ausgewählte Pigmentmischung und zusätzlich 1 g Titanoxid zum Aufhellen dazu und vermörsern das Ganze gut.

Zurückgeben in die restliche Fettmasse, nochmals erwärmen, eventuell parfümieren und in einen Stift oder ein Döschen abgießen.

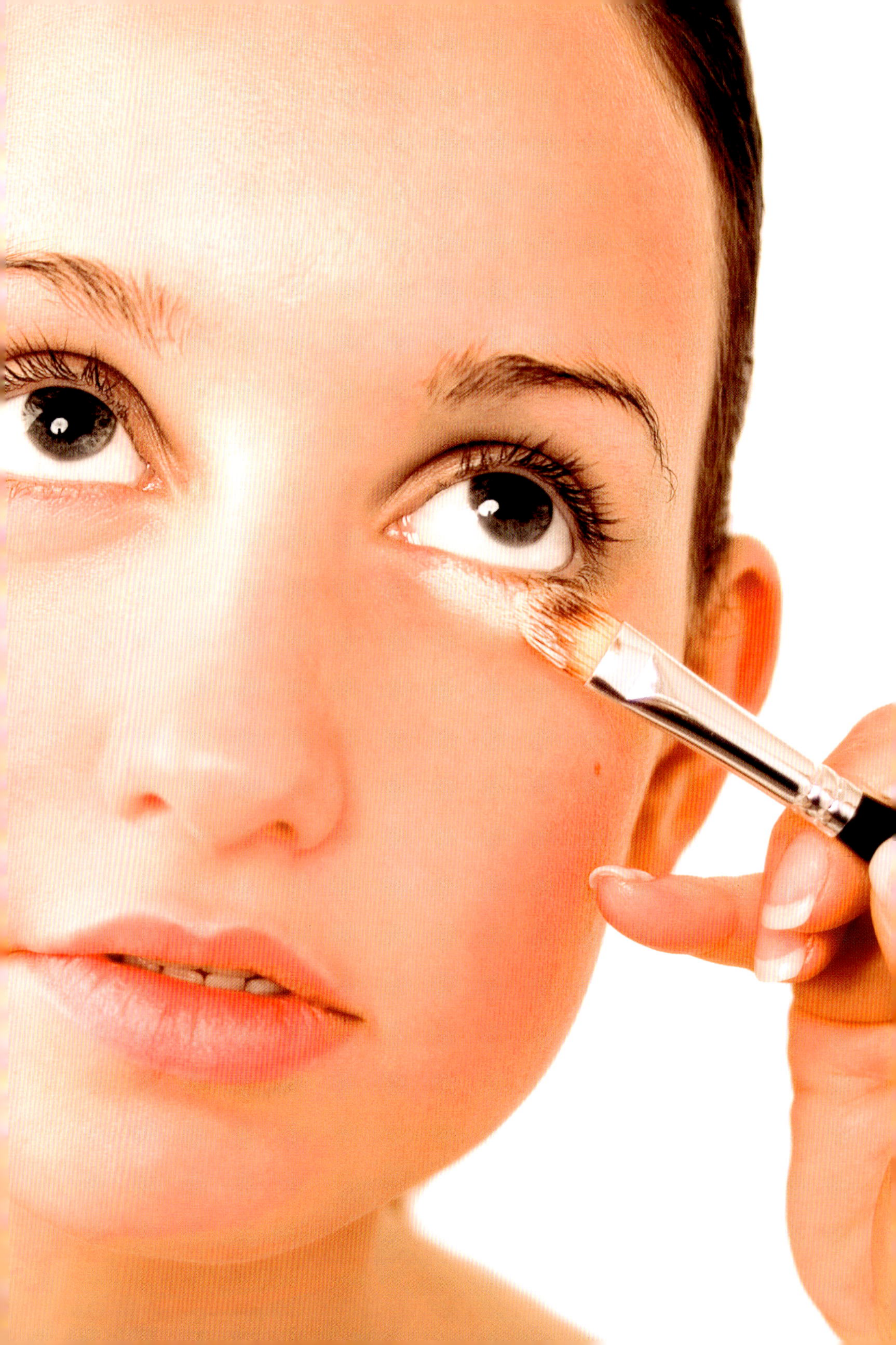

Abdeckstift bei Couperose

Fettphase

10 g Brokkolisamenöl
4 g Jojobawachs
0,8 g Carnaubawachs

6 g der Fettphase
1,5 g Ihrer Hauttonmischung
1 g Farbpigment Titanoxid (weiß)
0,5 g Chromoxid (grün)

- Bereiten Sie aus dem Brokkolisamenöl, dem Jojobawachs und dem Carnaubawachs eine klare Schmelze zu und lassen Sie diese Masse auskühlen.
- Für einen Stift entnehmen Sie nun 6 g von der Fett-Wachsmischung, erwärmen sie und geben nun die von Ihnen ausgewählte Pigmentmischung und zusätzlich 1 g Titanoxid zum Aufhellen und 0,5 g Farbpigment Grün dazu und vermörsern das Ganze gut.
- Zurückgeben in die restliche Fettmasse, nochmals erwärmen, eventuell parfümieren und in einen Stift oder ein Döschen abgießen.
- Der leichte Grünstich in diesem Abdeckstift neutralisiert Rötungen (auch Pickel). Auftragen und danach normales Make-up oder Mineralfoundation auflegen.

Abdeckcreme grün bei Hautrötungen und Couperose

Fettphase
1 g Tegomuls
8 g Squalan
2 g Sheabutter
2 g Ihrer Hauttonmischung
1 g Farbpigment Titanoxid (weiß)
0,7 g Farbpigment Chromoxid (grün)

Wasserphase
8 g Rosenwasser

Wirkstoffphase
3 Tr. Vitamin E
2 Tr. Parfumöl

Konservierung
3 Tr. Paraben K

- Tegomuls und Sheabutter sanft in einem feuerfesten Becherglas schmelzen.
- Squalan mit den Farbpigmenten zu einem kompakten Farbbrei mörsern und in das Becherglas dazugeben.
- Die separat auf ca. 60° C erwärmte Wasserphase nun in die heiße Ölmasse gießen und gut vermixen.
- In die handwarme Masse Wirkstoffe, Parfumöl und Konservierung geben und kühl stellen.

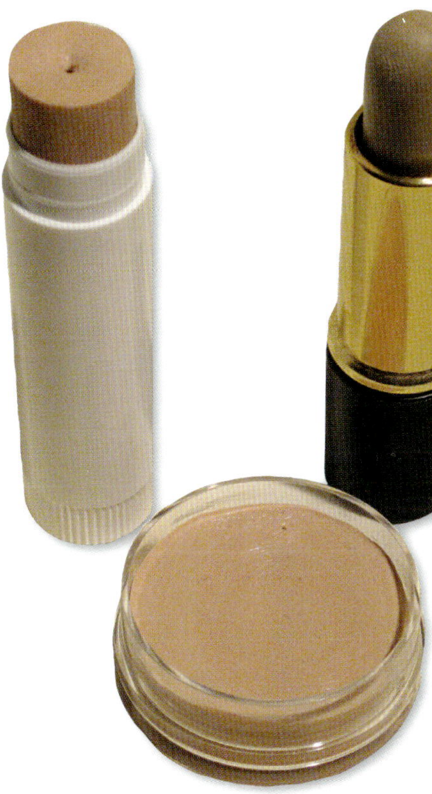

Abdeckprodukte. Links: Concealerstift, Mitte: Cremiger Concealer, rechts: Abdeckstift bei Couperose.

Alle in diesem Buch enthaltenen Rezepte, Tipps und Beschreibungen wurden sorgfältig zusammengestellt und getestet. Autorin und Verlag übernehmen jedoch keine Haftung bei Unverträglichkeiten.

Literaturhinweise und Adressen

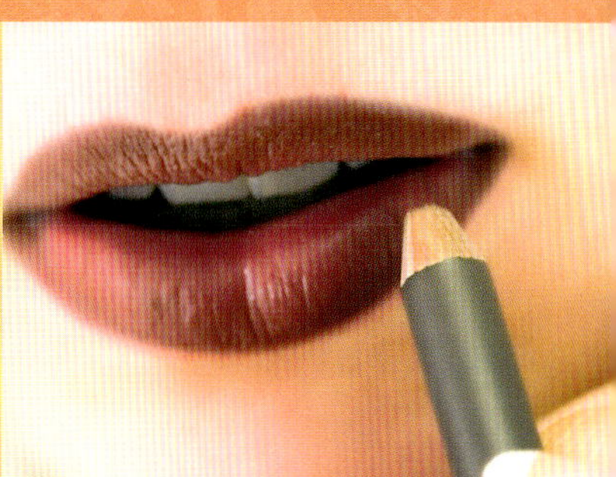

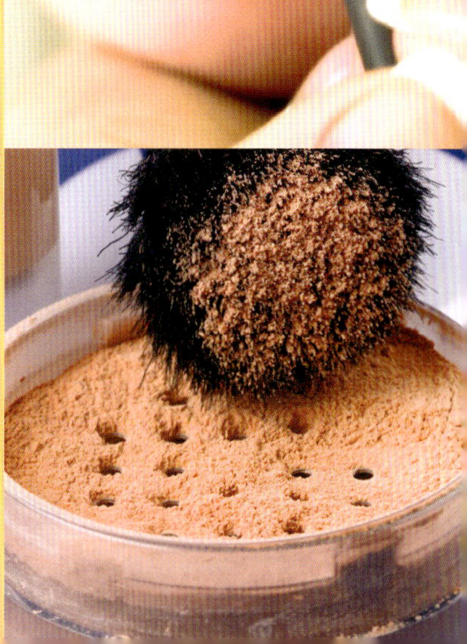

Bücher

Doleschalek, Petra: Kosmetik selbst gemacht. Sanfte Pflege für Haut und Haar. Köln 2008.

Nelson, Maxine: Make your own make-up. Step-by-step methods for professional results. London 2004.

Pütz, Jean und Christine Niklas: Schminken, pflegen, schönes Haar. Sanfte Kosmetik und Sonnenkosmetik. Köln 1994.

Rohstoffe

Kosmetikmacherei
Petra Doleschalek
Florianigasse 75
A-1080 Wien
www.kosmetikmacherei.at
(Rohstoffe und Kurse)

Pura Natura
Martina Schuh & Sylvia Eschenbacher
Johannesgasse 55
D-90402 Nürnberg
www.pura-natura.com
(Rohstoffe)

Bildnachweis:
S. 9, 10, 33 (unten), 35, 36, 42, 49, 51, 54, 55, 57, 59, 62, 63, 68, 71, 73, 77, 82, 90, 91, 92, 95, 96, 97, 99, 101, 102, 103, 106, 107, 108, 109, 113, 114, 116, 123, 126, 134, 140 © Petra Doleschalek